Materna/Westerkamp

BANDSCHEIBEN-
TRAINING
mit dem Physioball

Das Übungsprogramm
zur Entlastung der Wirbelsäule

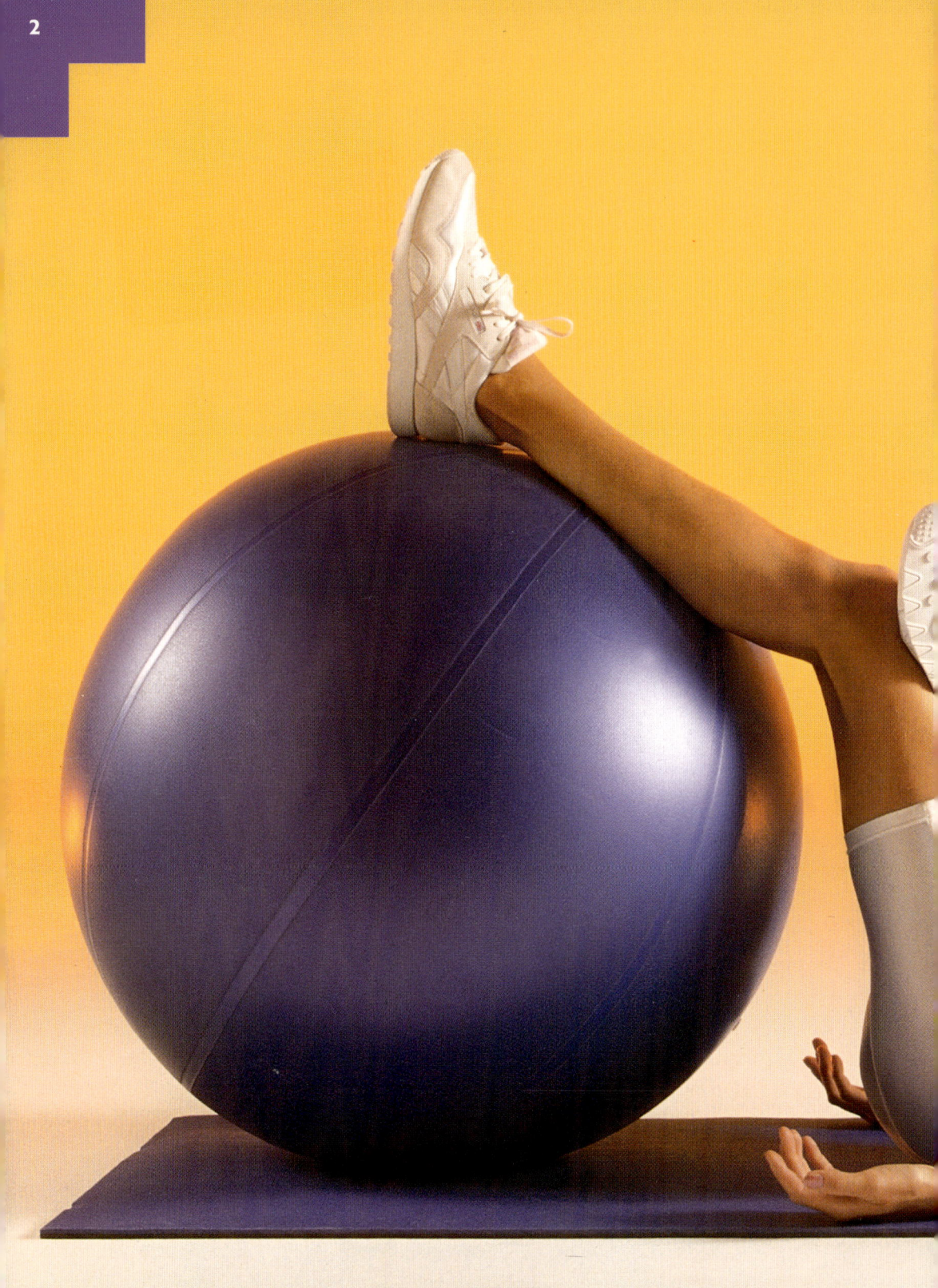

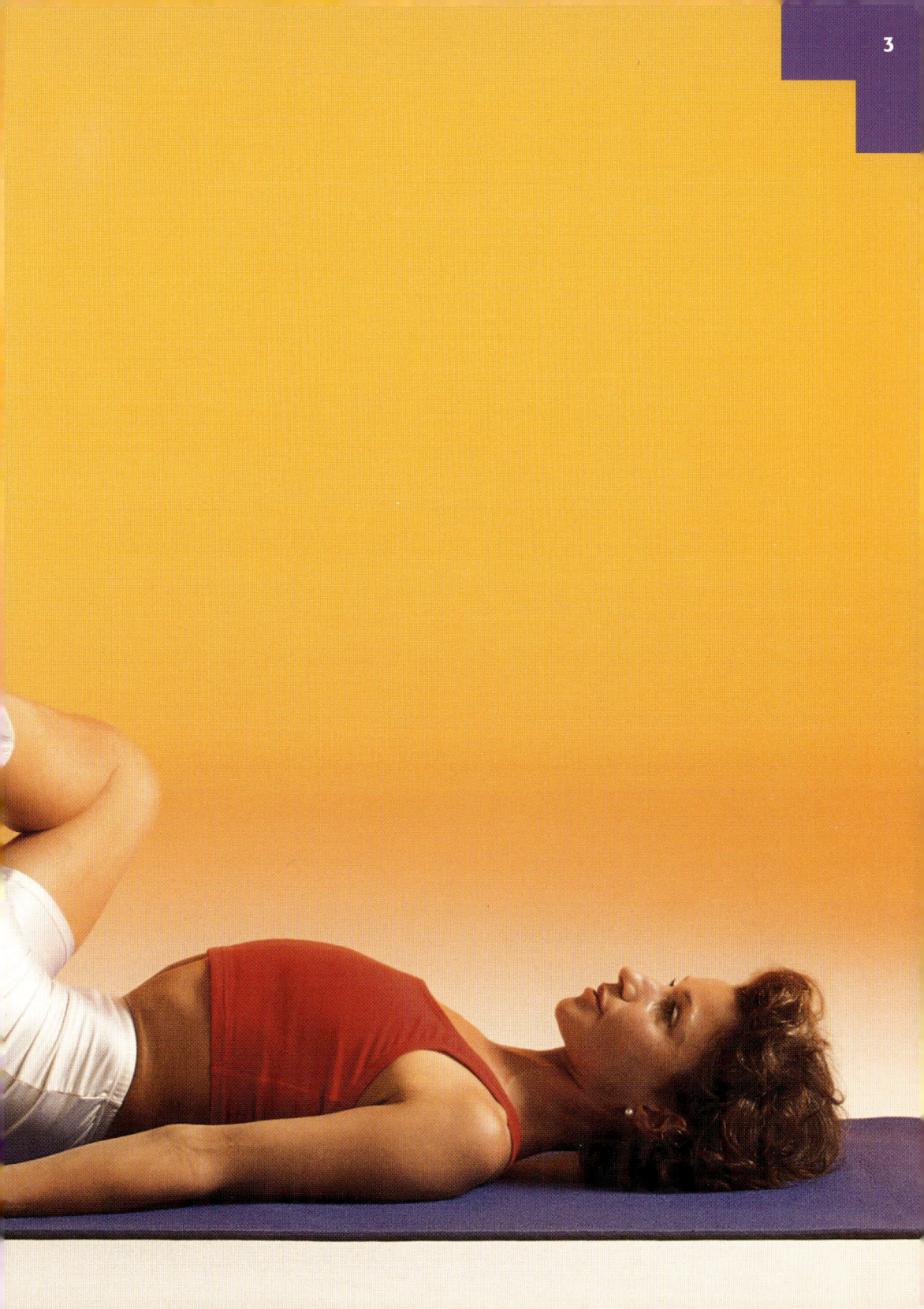

Die Deutsche Bibliothek –
CIP-Einheitsaufnahme

Ein Titeldatensatz für diese Publikation ist
bei Der Deutschen Bibliothek erhältlich.

Demonstration der Übungen:
Susanne Mölter · Charlotte Mölter ·
Rimbert Westerkamp

Bildnachweis
Titelfoto: Ulli Seer
Fotos: Ulli Seer

Satz & Layout: Atelier Steinbicker, München
Umschlaggestaltung: Atelier Steinbicker
Lektorat: Karin Steinbach
Grafiken: Jörg Mair
Herstellung: Rosemarie Schmid

Dr. med. Antje Materna,
Jahrgang 1959, ist Fachärztin für Phy-
sikalische und Rehabilitative Medizin,
Sportmedizin, Chirotherapie und Natur-
heilverfahren. Seit ihrer Ausbildung an
der Charité in Berlin hat sie über zehn
Jahre theoretisch und praktisch auf dem
Gebiet der rehabilitativen Medizin und
der Sportmedizin gearbeitet, bevor sie
die ärztliche Leitung eines Rehabilita-
tionszentrums übernahm.

Rimbert Westerkamp,
Jahrgang 1966, hat die Sporthoch-
schule Köln als Diplomsportlehrer mit
der Spezialrichtung Rehabilitation und
Behindertensport abgeschlossen. Er ist
als Sporttherapeut in einem Rehabili-
tationszentrum tätig.

**BLV Verlagsgesellschaft mbH
München Wien Zürich
80797 München**

© 2000 BLV Verlagsgesellschaft mbH,
München

Druck und Bindung: Passavia, Passau

Gedruckt auf chlorfrei gebleichtem Papier

Printed in Germany · ISBN 3-405-15710-2

Inhalt

Einführung

Gesundheit und Lebensfreude können wohl ohne Zweifel als zwei der wertvollsten Güter des Menschen bezeichnet werden. Wenn Störungen der Befindlichkeit, Schmerzen oder Krankheiten uns plagen, merken wir plötzlich, wie wichtig die Gesundheit ist. Spätestens dann gönnen wir dem Erreichen und Erhalten des körperlichen Wohlbefindens zunehmende Aufmerksamkeit im täglichen Leben.

Der Alltagsstress mit seinen körperlichen und auch seelischen Belastungen verursacht im Bereich des Haltungs- und Bewegungsapparats Funktionsstörungen. Besonders verstärkend wirken immer wiederkehrende und gleichförmige Bewegungen. Die Folgen sind Verspannungen, Verkrampfungen und Schmerzen. Auf Dauer können chronische Schäden auftreten, die zu Einschränkungen der Beweglichkeit, Gelenkverschleiß, weiter zunehmenden Schmerzen und im Extremfall zum Verlust der Arbeitsfähigkeit führen können.

Gymnastische Übungen fördern das Wohlbefinden und die körperliche Fitness des Menschen. Unter zunehmendem Zeitdruck und in der Hektik des Alltags können kleine Übungen in der Pause, am Arbeitsplatz oder während der Hausarbeit zur Entlastung der statisch häufig überbeanspruchten Muskulatur beitragen und den Stoffwechsel an Sehnen, Gelenken und Bändern anregen. Ein gezieltes Übungsprogramm, im Idealfall mehrmals wöchentlich durchgeführt, beugt Verspannungen, Schmerzen und Funktionsstörungen vor und hilft bereits vorhandene zu beseitigen.

Um Kritikern gleich zuvorzukommen: Ein direktes »Bandscheibentraining« gibt es eigentlich nicht. Viele werden sich über diesen Begriff zunächst wundern. Er ist jedoch bewusst gewählt, denn es besteht sehr wohl die Möglichkeit, die äußeren Umstände der Bandscheiben über Muskulatur, Stoffwechsel, Funktionszustand und Haltung zu beeinflussen. Die indirekte Wirkung auf die Bandscheibe ist unumstritten. Daher also die Wahl des vorliegenden Buchtitels.

In zahlreichen Untersuchungen der Sportwissenschaft, der Rehabilitationsmedizin und der Krankengymnastik werden die positiven Effekte kontinuierlichen Trainings nachgewiesen und begründet. Dabei ist nicht an Höchstleistungen gedacht, sondern an regelmäßiges Üben auf leichtem und mittlerem Niveau. Die praktischen Übungsabläufe und Trainingsmethoden haben sich in den Jahren immer wieder verändert. Der Physioball, auch als Sitzball, Pezzi-Ball oder Gymnastikball bekannt, ist ein ideales Trainingsgerät, das ohne großen Aufwand eingesetzt werden kann. Das vorliegende Buch soll Anregung und Anleitung geben, neue und bekannte Übungen zu verbinden, aber auch die Freude vermitteln, die es machen kann, sich und seinem Körper etwas Gutes zu tun.

Anatomie und Physiologie der Wirbelsäule

Die Wirbelsäule

Die Wirbelsäule ist das zentrale Achsen-
organ. Sie trägt den Kopf, ermöglicht
und stabilisiert die aufrechte Haltung
und ist in allen Richtungen beweglich.
Die Wirbelsäule besteht aus 24 beweg-
lichen Wirbeln (sieben Halswirbel, zwölf
Brustwirbel, fünf Lendenwirbel), dem
Kreuzbein und dem Steißbein. Sie zeigt
eine sogenannte Doppel-S-Form. In
der Halswirbelsäule und in der Lendenwirbelsäule formt sich eine Lordose,
in der Brustwirbelsäule eine Kyphose
(siehe Abb. 1).
Betrachtet man die Wirbelsäule aus
Sicht ihrer Funktion, so spricht man
von Bewegungssegmenten. Ein Bewegungssegment stellt die Bau- und

Funktionseinheit der Wirbelsäule dar
(siehe Abb. 2). Es besteht aus den
Hälften der benachbarten Wirbel, dem
Zwischenwirbelabschnitt mit der Bandscheibe, dem Bandapparat (vorderes
und hinteres Längsband, gelbes Band),

Abb. 2
**Das Bewegungs-
segment der
Wirbelsäule**

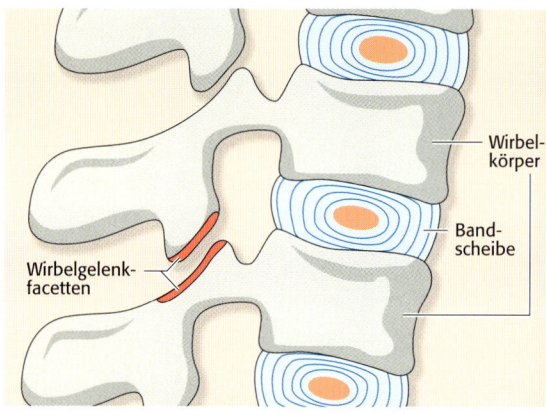

Wirbel-
körper

Band-
scheibe

Wirbelgelenk-
facetten

Abb. 1
**Die Wirbelsäule
und ihre
Krümmungen**

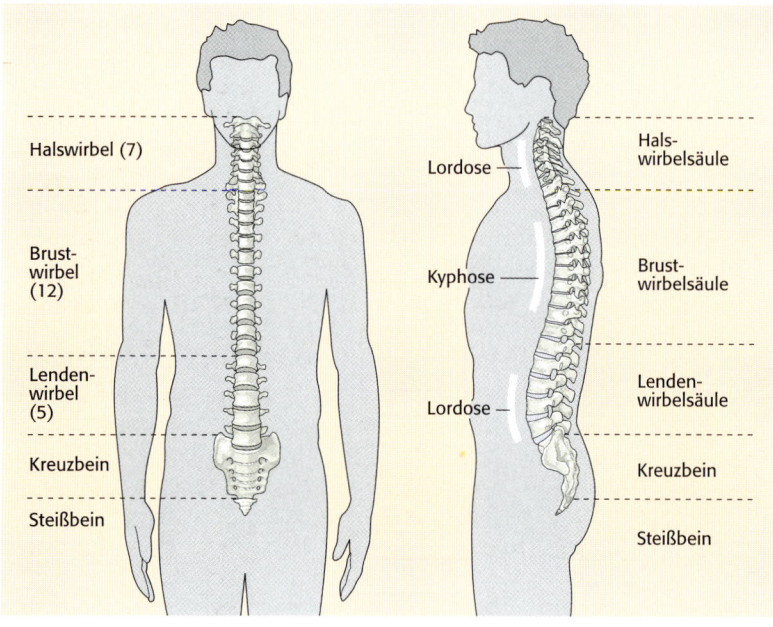

Halswirbel (7)

Brust-
wirbel
(12)

Lenden-
wirbel
(5)

Kreuzbein

Steißbein

Lordose

Kyphose

Lordose

Hals-
wirbelsäule

Brust-
wirbelsäule

Lenden-
wirbelsäule

Kreuzbein

Steißbein

den Wirbelgelenken und den umgebenden Weichteilen wie Fett und Bindegewebe.

Die Wirbelgelenke (auch Wirbelbogengelenke oder kleine Wirbelgelenke genannt) bilden symmetrische Gelenkpaare, die der Wirbelsäule ihre typische Beweglichkeit verleihen. Fehlstellungen können zu einer erhöhten Trageanforderung an die Wirbelgelenke besonders der unteren Halswirbelsäule und Lendenwirbelsäule führen. Damit wird eine Verdickung der Gelenkflächen, die auch als Gelenkfacetten bezeichnet werden, provoziert. Diese Facettenhypertrophie ist eine häufige Schmerzursache.

Die Bänder spannen sich zwischen den Wirbelbögen auf, um ein übermäßiges Bewegen der Wirbelsäule zu verhindern. Zwischen den Bogenwurzeln der Nachbarwirbel liegt das Zwischenwirbelloch, der Durchtritt für Nerven und Gefäße.

Die Bandscheiben liegen sozusagen als Stoßdämpfer zwischen den Wirbelkörpern. Durch die Bandscheibe erhält die Wirbelsäule die allgemeine Beweglichkeit.

Die Bandscheiben

Der menschliche Körper hat normalerweise 23 Bandscheiben. Zwischen dem Schädel und dem ersten Halswirbel (Atlas) sowie dem ersten und dem zweiten Halswirbel (Axis) fehlt sie. Die Bezeichnung der Bandscheiben erfolgt nach den benachbarten Wirbeln. Insgesamt machen die Zwischenwirbelräume beim Erwachsenen etwa ein Viertel der Wirbelsäulenhöhe aus. Von cranial (Richtung Kopf) nach caudal (Richtung Schwanz = Steißbein) nimmt die Höhe der Bandscheiben zu. Der Aufbau der Bandscheiben bestimmt

ihre Funktion. Die Bandscheibe besteht aus dem Faserring und dem Gallertkern sowie den Knorpelplatten, die Grenzflächen zum Wirbelkörper sind (siehe Abb. 3).

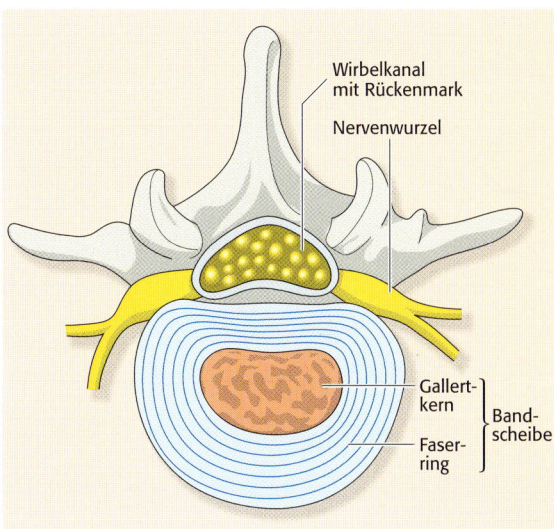

Wirbelkanal mit Rückenmark

Nervenwurzel

Gallertkern

Faserring

Bandscheibe

Abb. 3
Querschnitt einer Bandscheibe

Mit zunehmendem Alter nimmt der Zusammenhalt des Bandscheibengewebes ab. Im ersten Lebensjahr beträgt der Wassergehalt des Gallertkerns 90 Prozent, bei einem 80-Jährigen nur noch 74 Prozent. Die Flüssigkeit des Bandscheibengewebes enthält neben Knorpel- und Bindegewebszellen Mineralstoffe, Enzyme, Eiweiße, Polysacharide und in geringen Mengen Fett. Dadurch wird den Bandscheiben eine besondere Viskosität und Elastizität verliehen. Ihr Ernährungszustand ist abhängig von der Rate des Stoffaustausches durch Diffusion und Osmose, da Bandscheiben über keine eigenen Blutgefäße verfügen. Pump- und Saugmechanismen reagieren auf Druckbelastung und Druckentlastung, also auf Bewegung.

Der auf einer Bandscheibe lastende Druck ist direkt von der Körperposition abhängig (siehe Abb. 4). Im entspannten Liegen zum Beispiel beträgt der Druck auf eine Bandscheibe in der Lendenwirbelsäule 15 bis 25 Kilopond, im Stehen 100 Kilopond, im Sitzen 150 Kilopond und beim Bücken mehr als 150 Kilopond. Unter hohem Druck gibt die Bandscheibe vermehrt Flüssigkeit ab und wird, einem Schwamm ähnlich, ausgepresst. Ihre so genannte Stoßdämpferwirkung reduziert sich.

Bandscheiben als Auslöser von Schmerzen

Normalerweise sind die Bandscheiben sehr stabil und belastbar durch Biegung, Druck (Kompression) und Drehung (Torsion). Verlieren sie jedoch an Elastizität, verlagern sie sich oder zeigen sie Abbauerscheinungen, werden die Bandscheiben und mit ihnen

Abb. 4
Druckbelastung in der dritten Lumbalbandscheibe (der Lendenwirbelsäule) bei verschiedenen Körperpositionen, gemessen in Kilopond

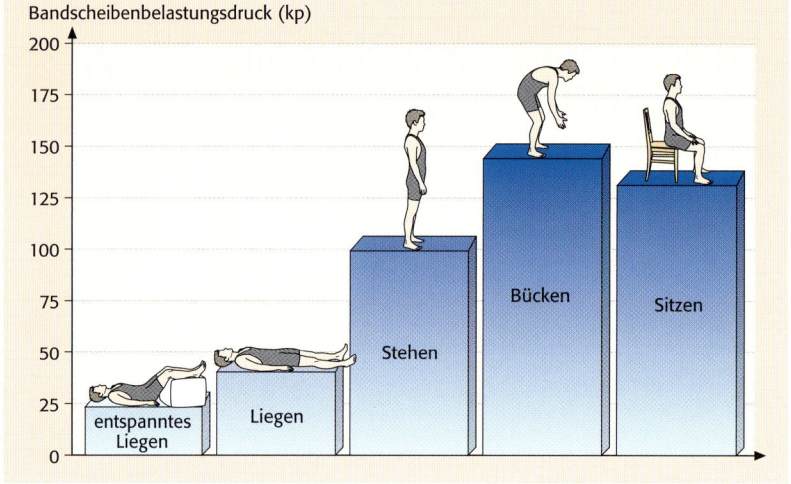

Eine deutliche Entlastung der Bandscheibe wird dagegen durch Zug (Extension) der Wirbelsäule erreicht, wie sie beispielsweise bei Dehnübungen durchgeführt wird. Hier kommt es zur Zunahme des Bandscheibenvolumens und zu vermehrter Flüssigkeitsaufnahme. Die Stoßdämpferwirkung verbessert sich. Beide Vorgänge wiederholen sich täglich unzählige Male.
Man spricht von statischen und dynamischen Kräften, die die Mechanik von Wirbelsäule und Bandscheiben beanspruchen. Die Bandscheiben übertragen die Dynamik der einzelnen Abschnitte zueinander und ermöglichen einen gewissen Bewegungsradius. Statisch fangen sie hauptsächlich axial auftreffenden Druck ab.

die gesamten Bewegungssegmente sehr empfindlich.
Die Alterung der Bandscheiben ist ein natürlicher Prozess, der durch statische und mechanische Einflüsse begünstigt wird. Wann dieses Altern einsetzt, hängt von vielen verschiedenen Faktoren ab. Wesentlich ist die Körperhaltung des Menschen. Sie bestimmt die statische Belastung des Bandscheibengewebes. Bewegungsarmut, Dauerbelastung und Schiefstellungen (Skoliosen) fördern den Abbau. Der Wassergehalt nimmt ab, die Stoßdämpferwirkung der Bandscheibe verringert sich. Durch die Wirkung von Schub- und Scherkräften, verändertem Druck und Lockerung im Gefüge des Bewegungssegmentes kommt es zur Verschiebung von Band-

scheibengewebe. Die erste Stufe ist die Bandscheibenvorwölbung (Protrusion). Damit ist die Verschiebung der Bandscheibe ohne Zerreißen des äußeren Faserrings gemeint (siehe Abb. 5). Der Bandscheibenvorfall (Prolaps) ist die zweite Stufe; bei ihm ist der Faserring durchbrochen (siehe Abb. 6). Gelöste Gewebefragmente bezeichnet man als Sequester.

die Beschwerden im linken Teil des Gesäßes und im linken Bein auftreten. Gleichzeitig spielen die anatomischen Gegebenheiten des betroffenen Menschen eine wichtige Rolle. Ein weit angelegter Wirbelkanal kann unter Umständen einen relativ großen Bandscheibenvorfall tolerieren, ohne dass er sich bemerkbar macht. Bei engen Verhältnissen dagegen können bereits

Abb. 5
Querschnitt einer
Bandscheibe
mit Vorwölbung

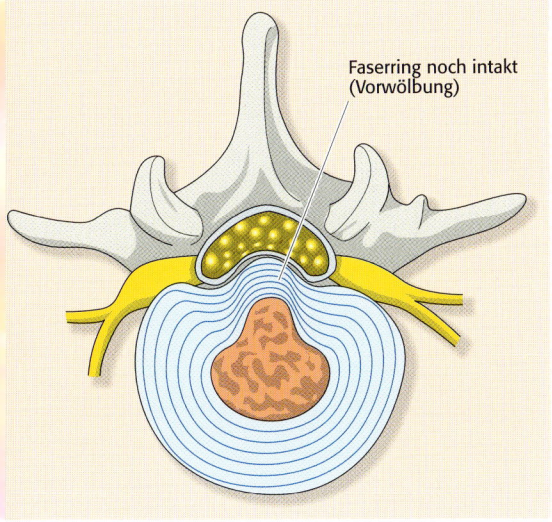

Faserring noch intakt
(Vorwölbung)

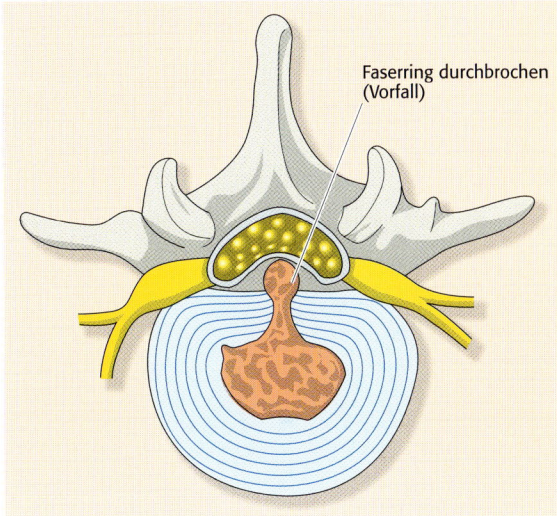

Faserring durchbrochen
(Vorfall)

Je nach Höhe des Bandscheibenvorfalls treten Schmerzen, Empfindungsstörungen (sensible Störungen) und Muskelfunktionsausfälle (motorische Störungen) in den dazugehörigen segmentalen Abschnitten auf. Der Zustand eines ausstrahlenden Schmerzes mit Missempfindungen oder Taubheiten, Lähmungen in den zugeordneten Muskelgruppen und eventuellen Reflexausfällen wird auch als Wurzelreizsymptomatik oder radikuläres Syndrom bezeichnet.
Das Ausmaß der Erscheinungen ist abhängig von der Größe des Vorfalls und seiner Lage. Tritt die Bandscheibe zum Beispiel im Bereich der unteren Lendenwirbelsäule links aus, werden

Vorwölbungen erhebliche Schmerzen und Ausfälle hervorrufen.
Die Beschwerden, die durch Bandscheibenverlagerungen auftreten, sind außerdem durch zahlreiche äußere Faktoren beeinflusst, zu denen neben den mechanischen Einflüssen auch Muskulatur, Luftdruck, Wetterlagen, aber ebenso psychische und emotionale Verfassung des Patienten gehören. Nicht zuletzt sollte beachtet werden, dass nicht jeder Rückenschmerz durch Bandscheibenschäden bedingt ist. Auf die Bedeutung der Muskulatur wird deshalb im Folgenden näher eingegangen.

Abb. 6
Querschnitt einer
Bandscheibe
mit Vorfall

Die Muskulatur

Die Stabilität und die funktionsgerechte Bewegung der Wirbelsäule mit ihren Bewegungssegmenten werden von den umliegenden Weichteilen direkt und indirekt gesteuert und unterstützt bzw. behindert. Die Muskulatur des gesamten Körpers bestimmt Haltung, Aufrichtungsgrad und Belastung der Wirbelsäule sowie aller knöchernen Strukturen des Menschen.
Mit 40 bis 50 Prozent des Gesamtkörpergewichts stellt die Skelettmuskulatur das größte Organ des Menschen dar.

Aufbau des Muskels

Der Muskel zeichnet sich durch eine besondere Feinstruktur aus, die ihm die Kontraktion – Anspannung – und die Dehnung – Entspannung – ermöglicht. Er besteht aus einem Muskelbauch und den Sehnen, die eine Verankerung am Knochen herstellen. Die kleinere Einheit innerhalb des Muskels ist die Muskelfaser. Einzelne Muskelfasern werden durch elastische und nicht elastische Bindegewebe zu einem Muskelbündel zusammengeschlossen (siehe Abb. 7).

Abb. 7
Der Muskel und seine Verankerung am Knochen (schematisch)

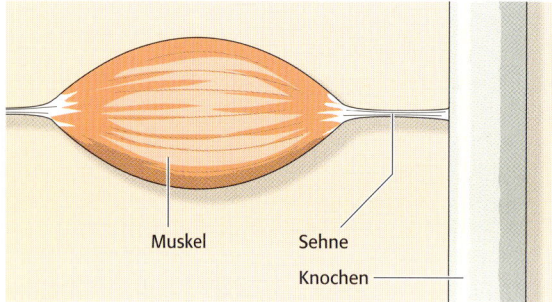

Muskel   Sehne   Knochen

Eine Kontraktion des Muskels läuft mittels eines fein abgestimmten Systems ab. Unter Energieverbrauch ändern sich die Lage und die Abstände der elektronenmikroskopisch darstellbaren Eiweißstrukturen Aktin und Myosin. Die Summation kleinster Bewegungsausschläge führt zur größeren und von außen sichtbaren Bewegung.
Über das Gehirn und die nervalen Leitungsbahnen im Rückenmark werden Bewegungen erfasst, verarbeitet und eine Aktionsinformation an die Muskeln, Bänder, Sehnen und Gelenke zurückgesendet. Eine Vielzahl bewusster und unbewusster Steuerungsmechanismen, so genannte Reflex- und Regelkreise, sind daran beteiligt.

Die Muskulatur des Körperstammes

Die Muskulatur des Körperstammes stabilisiert die Wirbelsäule und führt im Wesentlichen ihre Bewegungen. Dabei spielen die zwei großen Gruppen der Bauch- und Rückenmuskulatur die entscheidende Rolle (siehe Abb. 8).
Die Bauchmuskulatur hat gerade und schräge Anteile, die in einer speziellen Konstruktion angeordnet sind. Sie ermöglichen vor allem die Beugung des Rumpfes nach vorn (Flexion) sowie die Bewegung zur Seite und die Drehung (Rotation).
Die Rückenmuskulatur ist in Schichten angeordnet, einer oberflächlichen und einer tiefen Schicht. Die tiefe Schicht wird auch als echte oder autochtone Rückenmuskulatur bezeichnet.

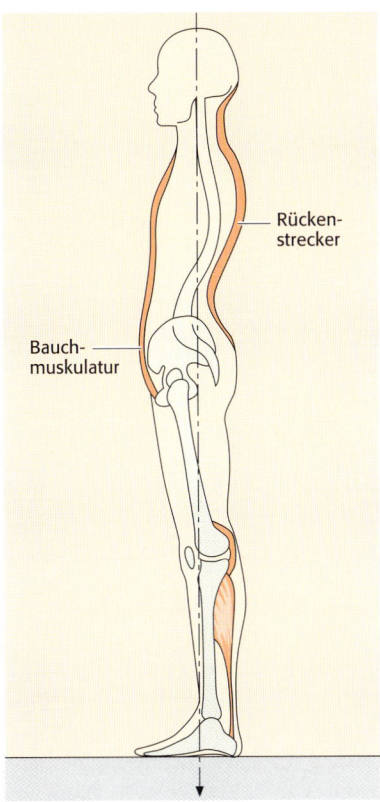

Rücken-
strecker

Bauch-
muskulatur

Die Muskeln dieser Gruppe sind die Gegenspieler (Antagonisten) zur Bauchmuskulatur. Ihre Funktionen sind das Drehen, die Seitneige und die Bewegung der Wirbelsäule nach hinten, die nach ihrer Funktion als Streckung (Extension) beschrieben wird. Deshalb nennt man diese Gruppe auch Rückenstrecker. Sie sind für die aufrechte Haltung des Rumpfes verantwortlich.

Muskuläre Dysbalancen

Im Zusammenspiel der Bauch- und Rückenmuskulatur, aber auch sämtlicher anderer Muskelgruppen besteht

ein Gleichgewicht. Fehlbelastungen, Überforderungen, einseitige Anforderungen, Erkrankungen oder Verletzungen können das Gleichgewicht stören. Es kommt einerseits zu einer einseitigen Überforderung bestimmter Muskeln, andererseits werden andere Muskeln zu wenig gefordert. Das entstehende Ungleichgewicht wird als muskuläre Dysbalance bezeichnet.

Dabei neigen einige Muskeln mehr zur Verkürzung, andere mehr zur Abschwächung. Verkürzung heißt, dass sich Muskelansatz und -ursprung annähern; diese reduzierte Muskellänge wird vom Körper allmählich als normal registriert. Verminderter Einsatz eines Muskels bei Anspannung oder längerfristige Ruhigstellung, etwa in einem Gipsverband, führen zur Abschwächung des Muskels. Abschwächung bedeutet Kraftverlust des Muskels.

Verkürzung und Abschwächung bedingen sich häufig gegenseitig (siehe Abb. 9). Ein verkürzter Muskel unterstützt die Abschwächung seines Gegenspielers, ein abgeschwächter Muskel die Verkürzung seines Partners. Muskeln, die zur Verkürzung neigen, werden auch als tonische Muskeln bezeichnet. Ursprünglich haben sie eine reine Haltefunktion. Dagegen werden die phasischen, zur Abschwächung tendierenden Muskeln überwiegend für die Bewegung eingesetzt.

Häufig lassen sich die Funktionen der Muskeln nicht ganz klar unterscheiden. Im Zusammenspiel und Gleichgewicht beider Gruppen liegt das Wesen der muskulären Balance. Die muskuläre Dysbalance stellt den Zustand des Ungleichgewichts tonischer und phasischer Muskeln dar.

Muskuläre Dysbalancen entstehen zum Beispiel beim ständigen Sitzen in gekrümmter Körperhaltung. Die Bauchmuskulatur verkürzt sich durch Annä-

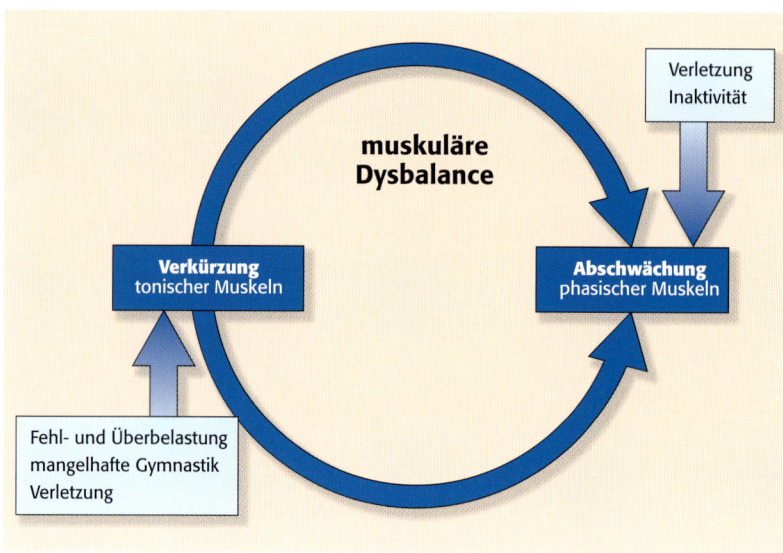

Abb. 9
Die Entstehung muskulärer Dysbalancen

herung von Brustbein und Schambein. Die vordere Schultergürtelmuskulatur verkürzt sich ebenfalls aufgrund der Einwärtsdrehung der Schultergelenke. Die Dehnfähigkeit dieser Muskelgruppen reduziert sich. Dagegen neigt die Rücken- und Gesäßmuskulatur zur Abschwächung. Die als Biegespannung auf die Strukturen der Wirbelsäule bezeichnete Zugwirkung in Richtung Vorbeuge wird erhöht (siehe Abb. 10); Schmerzen können die Folge sein. Aber auch einseitige Trainingstechniken

Abb. 10
Gekrümmte und aufrechte Körperhaltung im Sitz

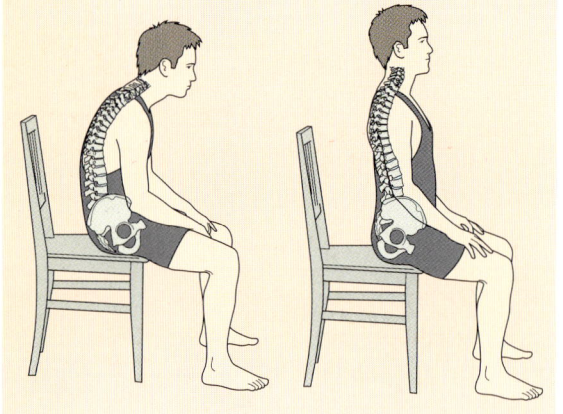

können eine muskuläre Dysbalance zur Folge haben. Wird beispielsweise beim Feldhockeytraining nicht auf ausreichende Ausgleichsgymnastik geachtet, entwickeln gerade jugendliche Spieler bei der sportartspezifischen vorgebeugten und schrägen Haltung Fehlhaltungen der Wirbelsäule. Sie entstehen durch Dehnungsdefizite der Hüft- und Lendenmuskulatur und einseitig erhöhte Kraftanforderungen.

Muskuläre Dysbalancen setzen die Belastbarkeit des Stütz- und Bewegungsapparates herab. Die Folgen sind erhöhte Verletzungsanfälligkeit, Muskelzerrungen, Muskelfaserrisse. Störungen im Bewegungssegment, vermehrter Zug oder gesteigerte Druckbelastung auf Bandscheiben und Schmerzen führen nun ihrerseits zu weiterer Schonhaltung und unterhalten damit den Kreislauf der Dysbalance. Wegen der Verkettung der Muskulatur sind die Beschwerden häufig erst relativ fern vom Ursprungsort zu spüren.

Durch regelmäßige Übungen mit dem Physioball können Sie muskuläre Dysbalancen vermeiden und beseitigen.

Der Physioball

Allgemeines zum Physioball

Seit über zehn Jahren schon wird der Physioball in der Therapie verwendet, und er ist ein unverzichtbarer Bestandteil in der Behandlung von Beschwerden am Haltungs- und Bewegungsapparat geworden. In den letzten Jahren hat man dieses therapeutische Mittel auch als optimales Trainingsgerät und gesunde Sitzgelegenheit entdeckt.

Grundsätzlich bietet der Physioball zwei wesentliche Vorteile:

- **Der Übende sitzt trotz der runden Form des Balles relativ sicher, da das Körpergewicht auf eine vergleichsweise große Unterstützungsfläche verteilt wird.**
- **Dem Körper werden permanent Gleichgewichtsreaktionen abgefordert, die in der Folge kaum wahrnehmbare Muskelaktivitäten verursachen.**

Darüber hinaus weist der Physioball weitere Vorteile auf, die ihn für gymnastische Übungen so interessant machen. Viele Trainingsgeräte bzw. -maschinen sind in der Anschaffung sehr teuer und häufig nur für bestimmte Muskeln einsetzbar. Zudem benötigen sie viel Platz und sind nicht mobil. Der Physioball dagegen ist hinsichtlich seines vielfältigen Einsatzbereiches sehr preisgünstig und platzsparend. Nach dem Üben kann er problemlos verstaut oder als »Stuhl« verwendet werden.

Ob Jung oder Alt, der Physioball ist für jedermann geeignet. Das Gleiche gilt auch für die Körpergröße: Den Ball gibt es in verschiedenen Durchmessern, sodass er für jede Körpergröße passend gewählt werden kann (siehe Abb. 11).

Die meisten von uns haben schon Erfahrungen mit Fitnesstraining jeglicher Art gesammelt. Allzu oft erreicht man dabei an einem bestimmten Zeitpunkt eine Phase, in der die notwendige Motivation fehlt. Der Physioball kann, da er einen hohen Aufforderungscharakter besitzt, eine gute Motivationshilfe sein und somit ein kontinuierlicheres Training ermöglichen.

Ballgrößen	
Körpergröße:	Balldurchmesser:
bis ca. 135 cm	45 cm
bis ca. 155 cm	55 cm
bis ca. 180 cm	65 cm
über 180 cm	75 cm

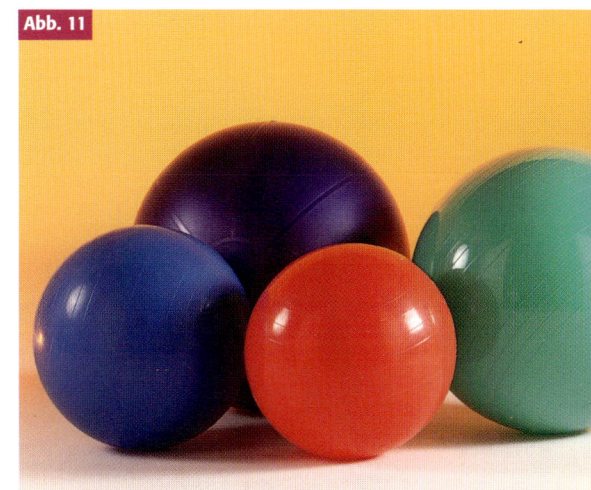

Abb. 11

Was Sie beim Üben beachten sollten

Um die Ausführung der Übungsprogramme korrekt und effektiv zu gestalten, stellen Sie sicher, dass die folgenden Punkte berücksichtigt worden sind. Der Physioball sollte nicht nur einen Ihrer Körpergröße entsprechenden Durchmesser haben (siehe Tabelle auf S. 15), sondern auch gut aufgepumpt sein. Somit ist gewährleistet, dass der Physioball seine Rolleigenschaft behält. Den Ball bei Neuerwerb nicht sofort auf die maximale Größe aufpumpen, da wegen der Elastizität des Materials bei plötzlicher Dehnbelastung die Gefahr des vorzeitigen Verschleißes besteht.

Vermeiden Sie einen glatten Boden, beispielsweise Parkett, da der Ball zu wenig Halt bekommt. Der Untergrund sollte auch nicht zu hart sein, etwa aus Stein, da hier ein Sturz gefährlich werden könnte.

Tragen Sie beim Üben bequeme Kleidung und rutschsichere Fußbekleidung (Turnschuhe, rutschfeste Socken etc.). Es ist bei einem warmen Fußboden auch sehr sinnvoll, die Übungen barfuß durchzuführen.

Erfahrungsgemäß ist es zu Beginn eines Bewegungstrainings sehr schwierig, die Körperhaltungen so einzunehmen, wie sie in den Übungen beschrieben worden sind. Daher empfiehlt es sich, vor einem Spiegel oder mit einem Partner zu üben. Die richtige Übungsausführung ist sehr wichtig!

So machen Sie es richtig:

- Regelmäßiges Üben führt zum Ziel: zwei- bis dreimal in der Woche ca. eine halbe Stunde.
- In Ihrem täglichen Zeitplan sollten die Übungszeiten einen festen Termin bekommen, da die Versuchung, das Training zu verschieben, ansonsten zu groß wird.
- Beginnen Sie mit einem kurzen Aufwärmen (Lockerungs- und Dehnungsübungen) von fünf bis zehn Minuten.
- Führen Sie Ihre Übungen langsam und ganz bewusst durch. Vermeiden Sie schnelle und ruckartige Bewegungen, weil dabei unkontrollierte Beschleunigungen auftreten können und die Körperwahrnehmung nicht sensibilisiert wird.
- Bei keiner Übung dürfen Schmerzen auftreten!
- Entwickeln Sie keinen falschen Ehrgeiz, sondern haben und behalten Sie den Spaß an den Übungen.
- Variieren Sie regelmäßig die Übungen und ihre Intensität.
- Atmen Sie beim Trainieren gleichmäßig weiter. Besonders bei den isometrischen Kraftübungen wird fälschlicherweise oft die Luft angehalten (Gefahr der Pressatmung).
- Machen Sie zwischen den Übungen kleine Pausen.
- Die in diesem Buch vorgestellen Übungen sind bei therapiebedürftigen Rückenleiden kein Ersatz für eine medizinisch indizierte Therapie!

Die Dehnung

Aus dem Wettkampfsport oder Breitensport sind seit der steigenden Popularität des Stretchings Dehnungsübungen nicht mehr wegzudenken. Wo früher hüpfende und kreisende Bewegungen für eine »lockere« Muskulatur sorgen sollten, wird der Muskel heutzutage für eine relativ fest definierte Zeit in die Länge gezogen.

Beiden Methoden gemeinsam ist der Erhalt oder die Erweiterung der Gelenkbeweglichkeit und der Elastizität des aktiven und passiven Bewegungsapparates. Nur mit einer ausreichenden Mobilität der Gelenke ist man in der Lage, Muskeln optimal zu kräftigen, Bewegungen ökonomisch durchzuführen und sich besser vor Verletzungen zu schützen.

Die größte Veränderung erreichen wir bei der Muskulatur, die durch Dehnungsübungen in ihrer Länge und ihrer Spannung beeinflussbar ist. Wir wollen jedoch keine maximale Gelenkbeweglichkeit erzielen und unsere Muskeln so weit wie möglich auseinander ziehen, sondern wollen das individuelle Optimum erreichen. Dieses Ziel sollten Sie sich vor Augen halten, um bei den Dehnungsübungen keinen falschen Ehrgeiz zu entwickeln.

Dehnungsmethoden

Die Dehnungsübungen unterscheiden sich im Wesentlichen darin, dass sie sowohl passiv als auch aktiv sowie statisch oder dynamisch durchgeführt werden können. Wissenschaftlich liegen keine Untersuchungen vor, die eindeutig belegen, dass eine Dehnmethode der anderen überlegen ist. Der Physioball eignet sich am besten für die passiven Dehnungen, sodass im Folgenden nur die passiven Methoden beschrieben werden.

Für welche Methode Sie sich entscheiden, hängt davon ab, mit welcher Sie am besten zurechtkommen und welche Ihnen ein gutes Körpergefühl gibt. Unabhängig davon, bei welcher Methode Sie schließlich landen, ist von Bedeutung, dass nur das regelmäßige (tägliche) Üben einen Erfolg bringt.

Die Dehnungsübungen sind jederzeit durchführbar und sinnvoll. Nehmen Sie sich als Beispiel die Katze, die ihre Geschmeidigkeit dadurch erhält, dass sie sich jeden Tag unzählige Male streckt und reckt bzw. dehnt.

Passive Dehnungen

Stretching

Unter dieser 1980 von B. ANDERSON veröffentlichten Methode, die das Dehnen in den achtziger Jahren erst populär gemacht hat, wird eine statische passive Dehnung verstanden. Das Gelenk wird in eine Stellung gebracht, in der die Muskelansätze weit voneinander entfernt liegen. Es handelt sich um eine weiche Technik: Man dehnt zwar bis zum endgradigen Bewegungsausschlag, doch ist das Gefühl angenehm und wohltuend. Es dürfen zu keinem Zeitpunkt Schmerzen auftreten. In der Fachliteratur wird die Dehnungsdauer sehr unterschiedlich festgelegt. Der empfohlene Bereich liegt bei fünf Sekunden bis zu einer Minute und länger. Die Erfahrung in der täglichen Praxis zeigt, dass eine exakte Festlegung nicht möglich und auch nicht sinnvoll ist, da die muskulären Probleme stark differieren. Hinzu kommt, dass das exakte Einhalten der Dehndauer Stress erzeugen könnte, der sich wiederum negativ auf die Muskelspannung auswirkt. Die innere Uhr ist also entscheidend.

Empfehlenswert ist eine Dauer zwischen 15 und 30 Sekunden. Jeden Muskel sollten Sie mindestens zweimal dehnen. Bei der zweiten Dehnung spüren Sie häufig schon ein Nachlassen des Widerstandes. Daher ist es sinnvoller, den Muskel mehrmals hintereinander als einmal sehr lang zu dehnen. Atmen Sie bei Dehnungsübungen langsam und gleichmäßig in den Bauch. So reduzieren Sie Ihre Körperspannung und können effektiver dehnen.

Dynamisches passives Dehnen

Bei dieser Dehnmethode ist eher die geübte Hand eines Therapeuten gefragt. Doch auch der Physioball bietet die Möglichkeit, mit leichten Bewegungen Muskeldehnungen durchzuführen. Es sollten allerdings keine ruckartigen Bewegungen entstehen, da der Muskel sonst überdehnt wird.

Vorteile des passiven Dehnens:

- höhere Reizdauer möglich
- intensiveres Einwirken auf kollagene (bindegewebige, keine muskulären) Strukturen
- gezieltere Anwendung auf bestimmte Muskeln
- besser zur Entspannung geeignet
- sollte nach körperlicher Belastung stattfinden
- gleichmäßigere Atmung

Entspannung und Körperwahrnehmung

Jeder von uns kennt Menschen, die sich sehr hektisch und verkrampft verhalten, und andere, die ruhig und gelassen sind. Erkennbar ist dies unter anderem an der Körperhaltung und am Gesichtsausdruck (Mimik).

Der Muskeltonus spielt hierbei eine wesentliche Rolle. Die Muskulatur befindet sich bei den verkrampften und unausgeglichenen Menschen derart unter Spannung, dass die Gesichtsmuskulatur sichtbar angespannt ist und der Körper regelrecht in eine »gebeugte Haltung« gezogen wird.

Dehnungen sind bei gestressten und innerlich verspannten Menschen eher im Sinne von Entspannung und Körperwahrnehmung sinnvoll und weniger, indem man die Muskeln bis zur Dehngrenze stretcht.

Die Fähigkeit zur Entspannung und zur Körperwahrnehmung ist von wesentlicher Bedeutung für ein erfolgreiches Training.

In der heutigen Zeit geht diese Fähigkeit leider immer mehr verloren, da der Leistungsdruck eher »Kopfmenschen« hervorbringt und die Menschen ihren Körper immer stärker instrumentalisieren. Neben den bekannten Entspannungsmethoden – autogenes Training, Progressive Muskelrelaxation nach JACOBSON –, besteht die Möglichkeit, Dehnungsübungen so bewusst durchzuführen, dass der gedehnte Muskel intensiv und wohltuend wahrgenommen werden kann. Für die Durchführung bedeutet dies, dass auf eine gleichmäßige und intensiv wahrgenommene Atmung geachtet werden sollte.

Da die meisten Menschen in den Brustkorb atmen und die tiefe Bauchatmung ungewohnt ist, sollte diese erst wieder bewusst gelernt werden. Hilfreich ist hierbei beispielsweise ein kleines Sandkissen, das man sich auf den Bauch legt und das sich beim Atmen sichtbar hebt und senkt.

Dehnungsübungen für Rumpf- und Beckenmuskulatur

Der aufrechte Sitz

Alle Übungen im Sitzen sollten, wenn nicht anders beschrieben, in der rückengerechten Haltung (Abb. 12) durchgeführt werden. In dieser Position befindet sich die Wirbelsäule in der optimalen Stellung.
Üben Sie das gerade Sitzen so lange, bis es automatisch funktioniert. Da ein sehr bequemes und über viele Jahre oder sogar Jahrzehnte erlerntes Haltungsmuster (gebeugtes Sitzen) verändert werden soll, ist der Umlernprozess sehr langwierig. Haben Sie also Geduld. Üben Sie sowohl vor dem Spiegel, damit Sie sich selbst korrigieren können, als auch mit geschlossenen Augen, um zu spüren, wie sich der aufrechte Sitz anfühlt.

Ausgangsstellung:
Sie sitzen auf dem Physioball, die Füße stehen etwa schulterbreit auf dem Boden, die Arme hängen locker seitlich.

Durchführung und Endstellung:
Konzentrieren Sie sich auf Ihr Brustbein

und strecken Sie dieses diagonal nach oben zur Decke. Stellen Sie sich vor, ein Faden wäre, ähnlich wie bei einer Marionette, an Ihrem Brustbein befestigt. Wird an dem Faden gezogen, kippt das Becken nach vorne (Lendenwirbelsäulenlordose) und die Rückenmuskulatur spannt sich spürbar an (Abb. 13). Der Oberkörper bzw. der Körperschwerpunkt wird dabei in Richtung der Füße verlagert. Achten Sie darauf, dass das Becken nicht zu weit nach vorne kippt, da sonst die Gefahr einer Hohlkreuzbildung (Hyperlordose) besteht. Die Füße bleiben vollflächig

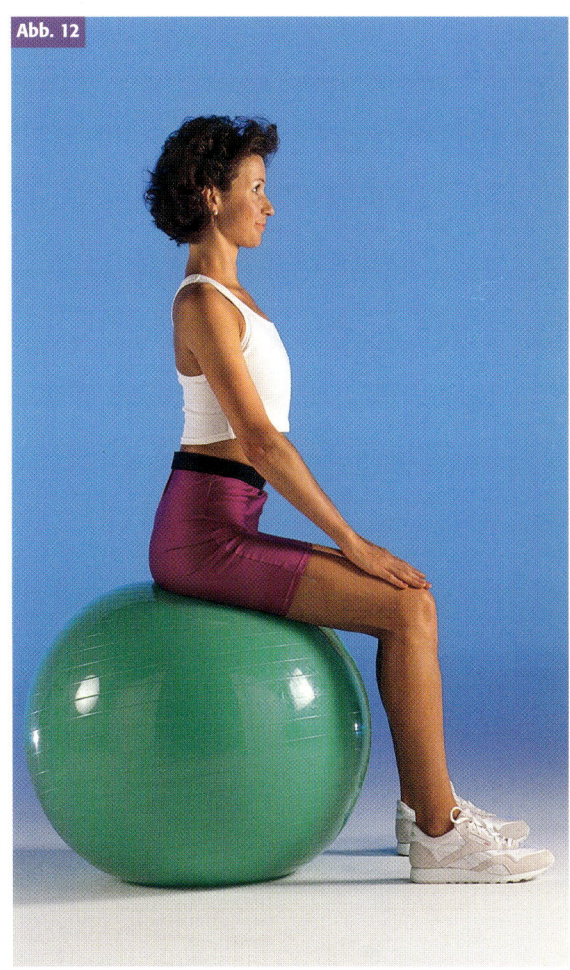

Abb. 12

Abb. 13

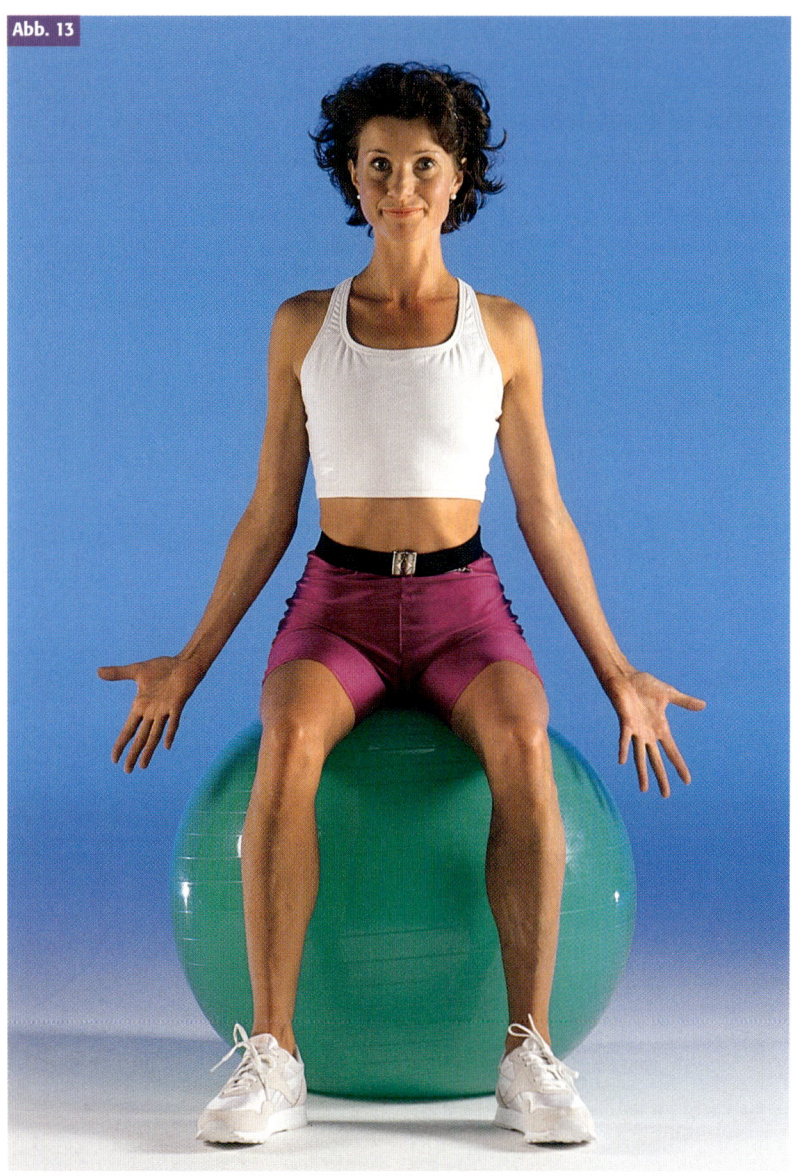

auf dem Boden stehen. Für die Streckung der Halswirbelsäule (Halswirbel-
säulenlordose) bringen Sie das Kinn
in die Doppelkinnstellung und ziehen
Ihren Kopf zur Decke.
Bleiben Sie ca. zehn Sekunden in dieser Stellung und lösen Sie allmählich
und bewusst die Spannung. Wieder-

holen Sie die Übung mehrmals am Tag
ca. 20-mal – Gelegenheiten zum Sitzen
gibt es im Alltag genug.

Variationen:
Ändern Sie regelmäßig die Armhaltung,
indem Sie entweder einen Arm oder
beide gleichzeitig nach vorne strecken

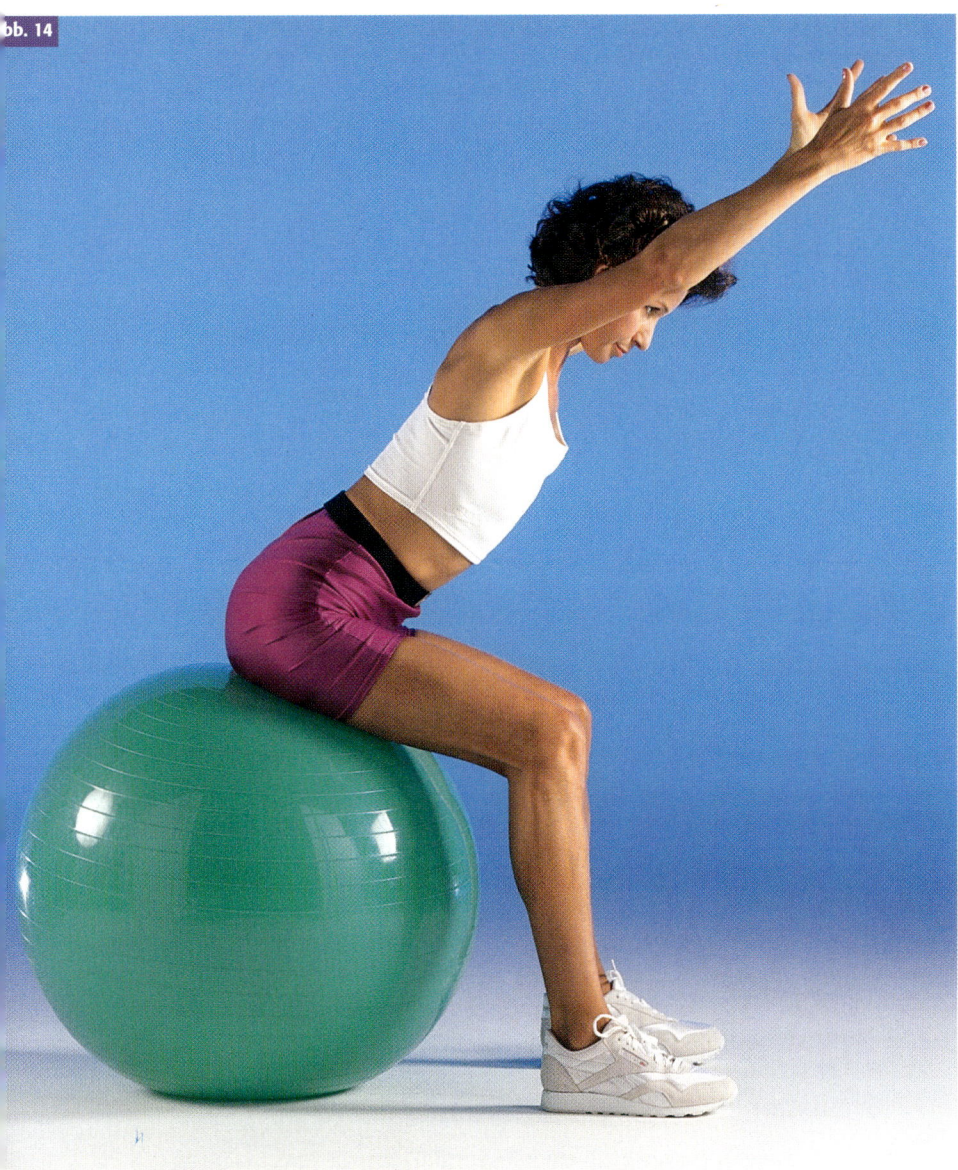

bb. 14

(Abb. 14). Verlängern Sie allmählich die Spannungsdauer, damit die Rückenmuskulatur ausdauernder wird und Sie länger in der aufrechten Haltung sitzen können.
Versuchen Sie daher, etwa beim Fernsehen oder bei der Arbeit, eine Stunde aufrecht zu sitzen. Sie werden fest-

stellen, dass eine Stunde sehr lang sein kann, weil Ihre Muskulatur diese Art von Belastung nicht gewohnt ist, und dass Sie sich immer wieder in Ihr altes Haltungsmuster begeben wollen. Vermeiden Sie in jedem Fall »Sitzmarathons«, denn selbst beim aufrechten Sitz über Stunden wird der Stoffwechsel in den Bandscheiben und im sie umgebenden Gewebe reduziert. Gewöhnen Sie sich »aktives Sitzen« an, indem Sie bei jeder Gelegenheit aufstehen und ein paar Schritte gehen oder Übungen im Sitzen durchführen.

Hüpfen Sie zwischendurch mit unterschiedlicher Intensität auf dem Ball. Der Impuls kann aus den Beinen oder aus den Schultern kommen. Bleiben Sie ganz locker, aber aufrecht. Diese Übung eignet sich sehr gut als Aufwärmübung für andere Übungen oder einfach zur Lockerung in den Pausen.

Dehnung der Adduktoren

Ausgangsstellung:
Sie sitzen mit gegrätschten Beinen auf dem Ball und spüren dabei schon eine leichte Dehnung der Oberschenkelinnenseiten (Abb. 15). Die Füße stehen vollflächig auf dem Boden, und der aufrechte Oberkörper wird leicht nach vorne geneigt.

Durchführung und Endstellung:
Sie rollen von einer Seite zur anderen und verstärken die Spannung bzw. Dehnung in den Oberschenkelinnenseiten (Abb. 16). Bleiben Sie für 15 bis 20 Sekunden in der Dehnung und wiederholen Sie die Dehnung drei- bis viermal.

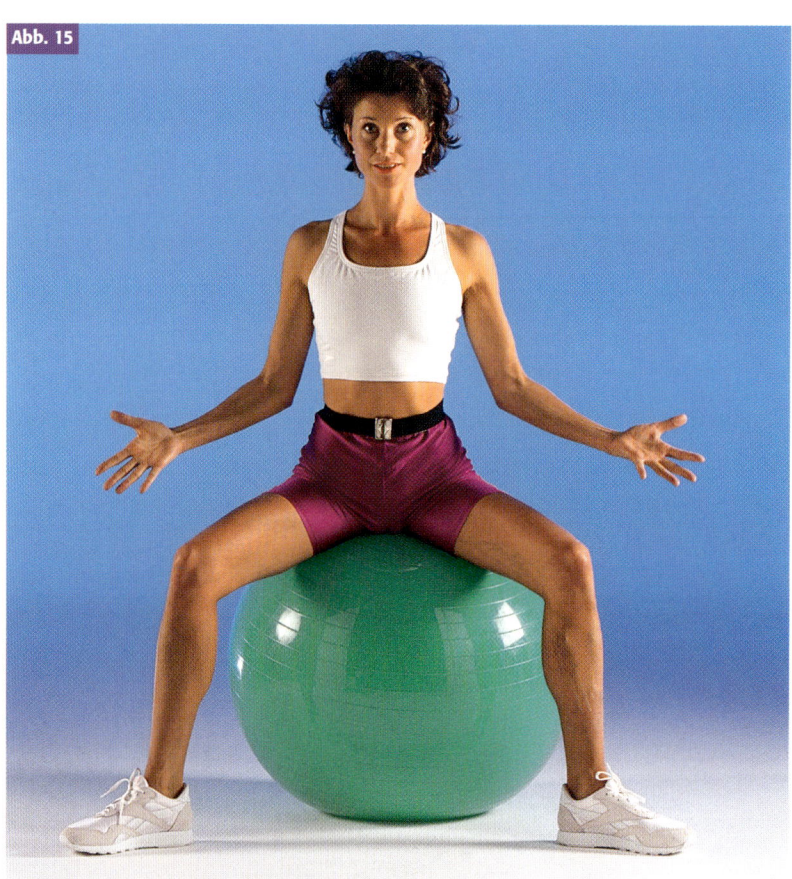

Abb. 15

Variationen:
Neigen Sie bei gleicher Ausgangsstellung den Oberkörper so weit nach vorne, dass in den Adduktoren eine Dehnung entsteht, und rollen Sie dann zu beiden Seiten. Im Sinne der dynamischen passiven Dehnung können Sie auch die Dehnungsdauer auf maximal fünf Sekunden verkürzen und mehrere Minuten auf dem Ball rollen.

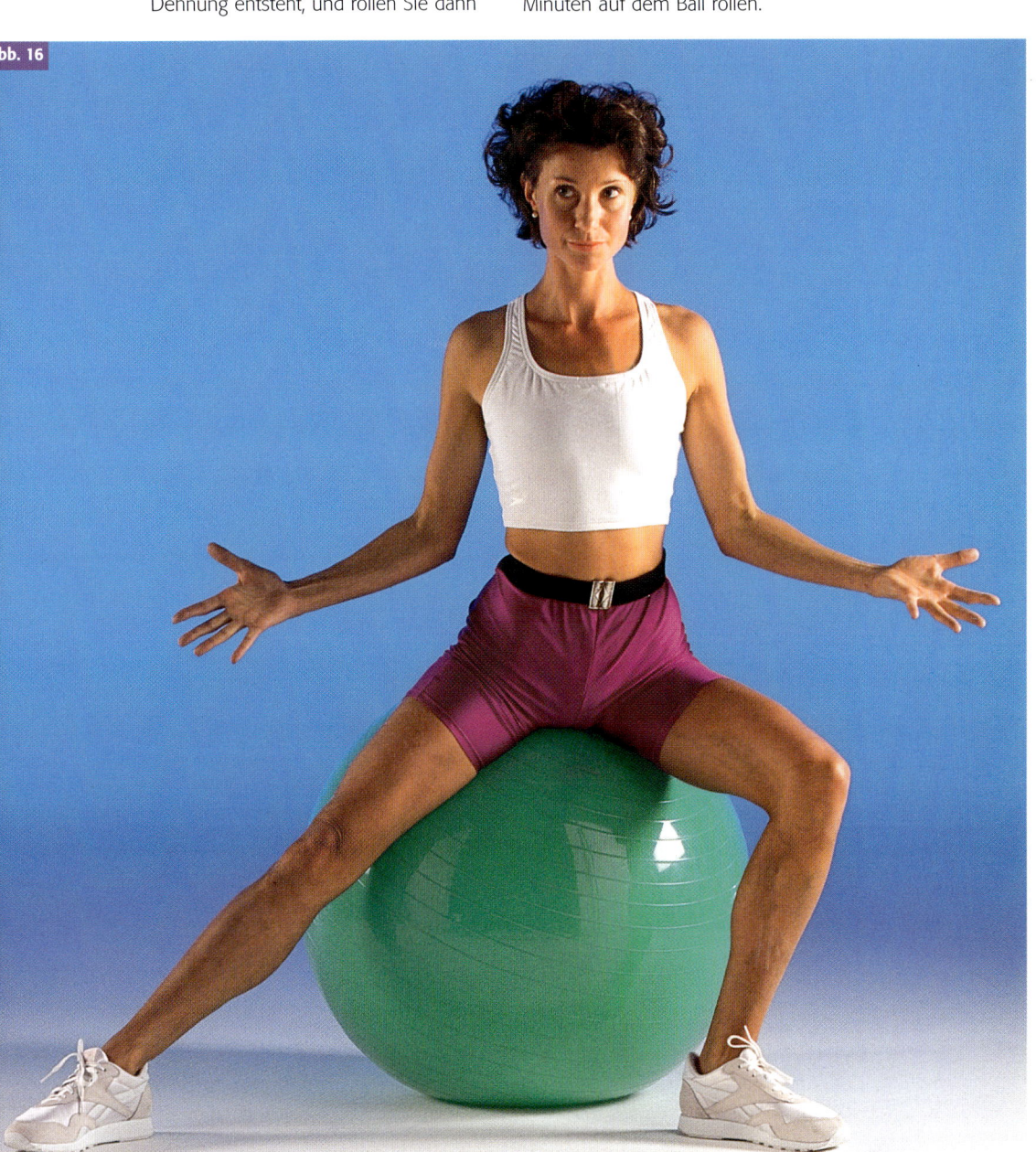

bb. 16

Dehnung der hinteren Oberschenkelmuskulatur

Ausgangsstellung:
Sie sitzen aufrecht auf dem Ball, die Beine stehen schulterbreit auf dem Boden (Abb. 17).

Durchführung und Endstellung:
Jetzt rollen Sie mit dem Ball nach hinten; die Knie werden dabei gestreckt. Der Oberkörper ist weit nach vorne geneigt und das Becken nach vorne gekippt (Abb. 18). Es tritt eine Dehnung in der hinteren Ober-

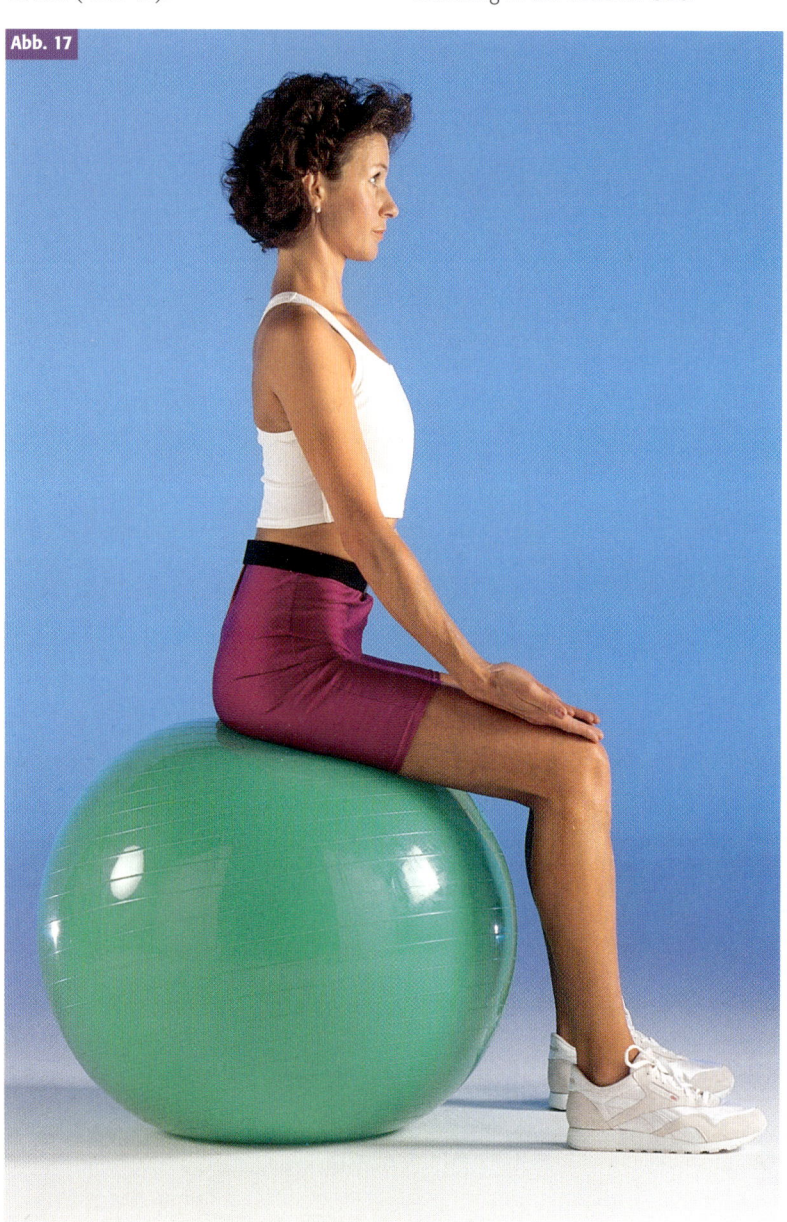

Abb. 17

schenkelmuskulatur auf, die 15 bis 20 Sekunden gehalten werden sollte. Sie sollten die Dehnung drei- bis viermal wiederholen.

Variation:
Ziehen Sie Ihre Fußspitzen nach oben zu den Knien. Die Dehnung wird intensiver und erreicht auch die Waden.

Abb. 18

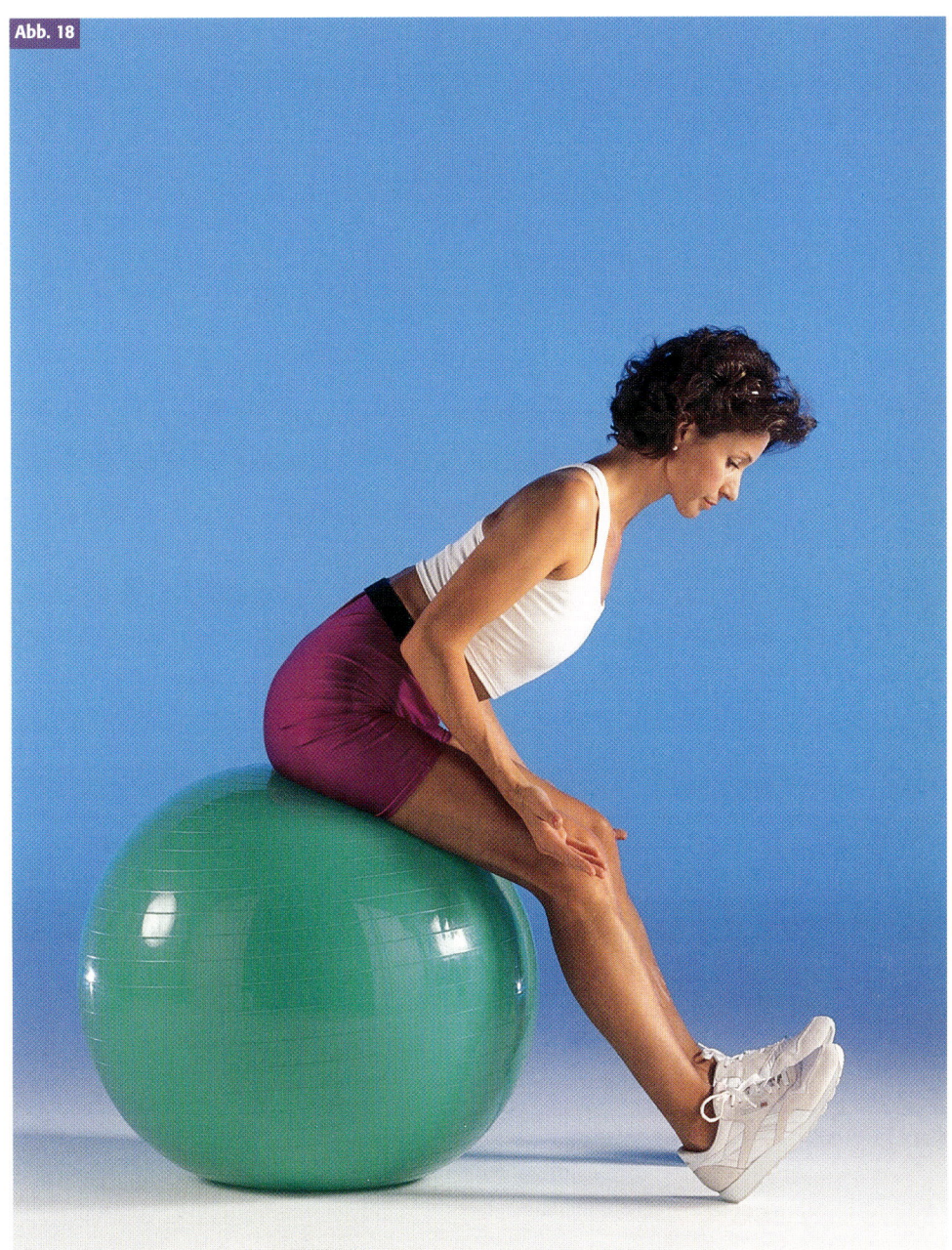

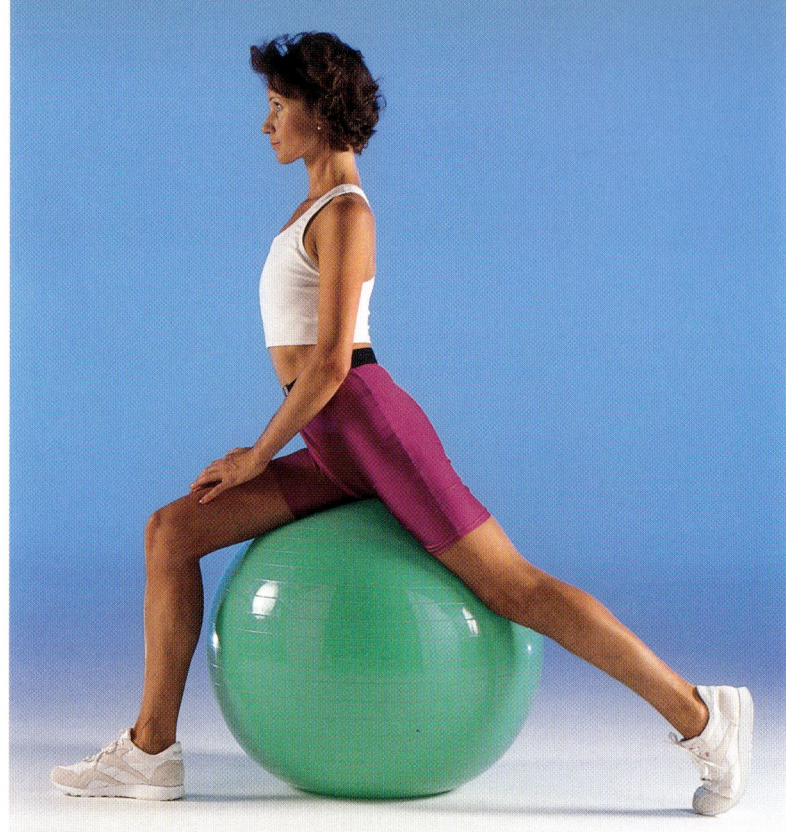

Abb. 19

Dehnung der Hüftbeuger

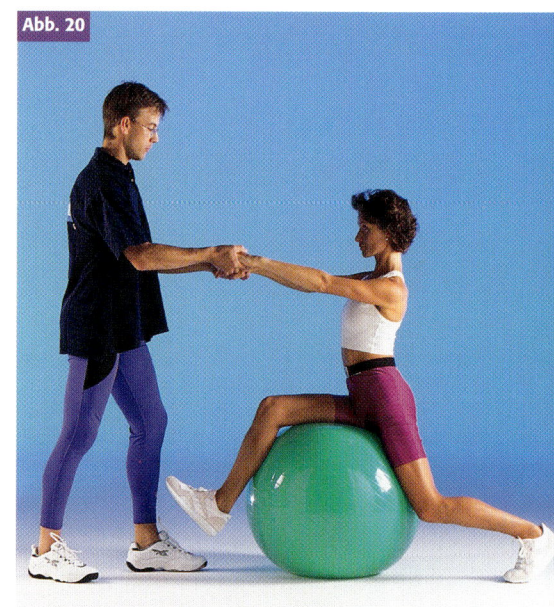

Abb. 20

Ausgangsstellung:

Setzen Sie sich im Hürdensitz auf den Ball. Die Hüfte des rechten Beines (vorne) befindet sich in leicht gebeugter Stellung (Abb. 19). Bei dieser Übung bietet sich ein Partner als Hilfestellung an (Abb. 20), da der Hürdensitz relativ schwer zu stabilisieren ist. Der Geübte kann die Dehnung natürlich auch ohne Hilfe durchführen.

Durchführung und Endstellung:

Jetzt rollen Sie vor (Abb. 21) oder werden vom Partner nach vorne gezogen (Abb. 22) und intensivieren die Dehnung in den Hüftbeugern. Die zu dehnende Hüfte bleibt gestreckt, und Sie verharren drei- bis viermal für je 15 bis 20 Sekunden in dieser Position.

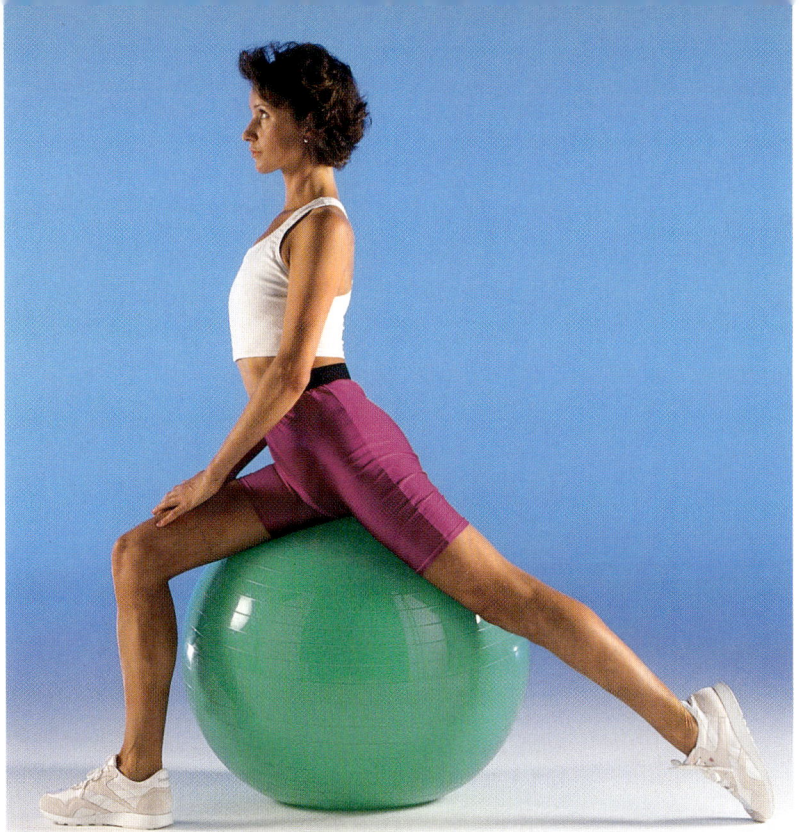

Abb. 21

Variation:

Die dynamisch-passive Möglichkeit ist, dass Sie in die Hüftstreckung wie oben beschrieben hineinrollen, drei bis fünf Sekunden in der Dehnung verharren und wieder zurückrollen.

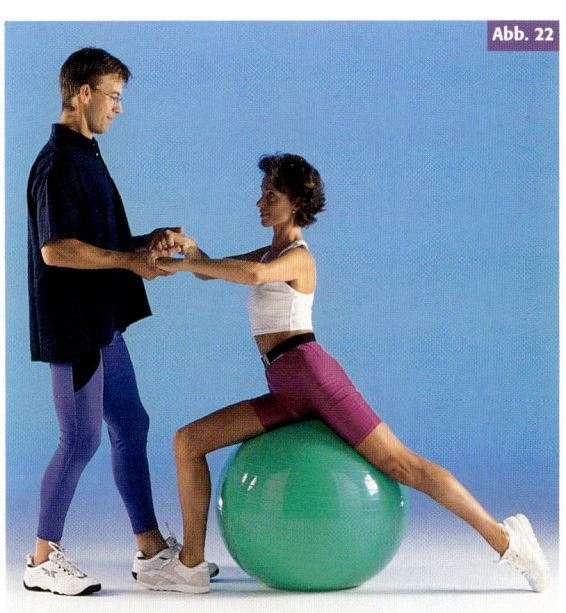

Abb. 22

Dehnung und Entspannung der Rückenstrecker des gesamten Rückens

Ausgangsstellung:
Knien Sie sich vor den Ball. Der Oberkörper wird gegen den Ball gelehnt, die Arme werden in bequemer Haltung nach vorne gelegt (Abb. 23).

Durchführung und Endstellung:
Nun rollen Sie mit dem Oberkörper nach vorne über den Ball; die Knie werden dabei angehoben. Lassen Sie Arme und Beine locker hängen und machen Sie sich im Oberkörper rund (Abb. 24). Hierbei wird der gesamte Rücken entlastet, die Rückenstrecker werden gedehnt. Nehmen Sie Ihren

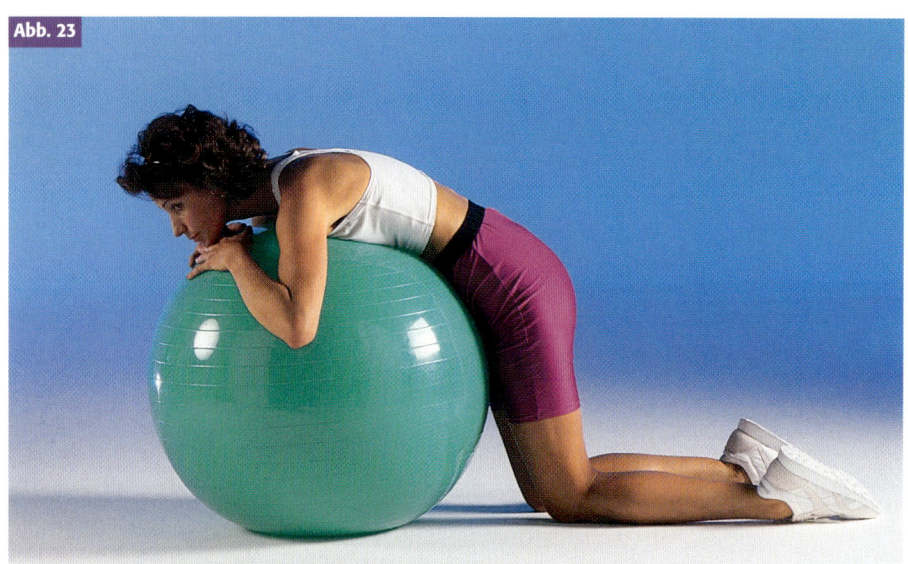

Abb. 23

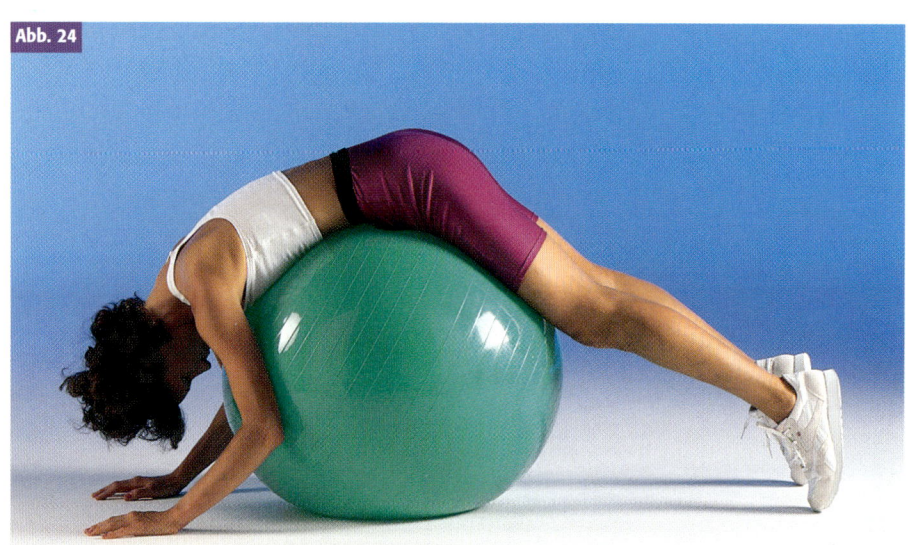

Abb. 24

Körper bewusst wahr und spüren Sie nach, ob es noch angespannte Muskeln gibt. Atmen Sie tief in den Bauch und bleiben Sie solange in dieser Position, wie Sie möchten. Die Dehnung ist bei dieser Übung nicht so intensiv spürbar wie bei anderen Dehnungsübungen, jedoch nicht minder effektiv.

Variation:

Rollen Sie langsam vor und zurück, sodass die Dehnung der Rückenstrecker mehr oder weniger intensiv ist. Die Entspannung rückt dadurch in den Hintergrund.

Dehnung und Entspannung der Rückenstrecker der Lendenwirbelsäule

Ausgangsstellung:

Legen Sie sich ganz bequem auf den Rücken; die Unterschenkel liegen auf dem Ball, die Arme befinden sich entspannt neben dem Körper (Abb. 25). Die Knie sind in dieser Position ungefähr rechtwinklig gebeugt. Diese Lage wird auch als Stufenlagerung bezeichnet und ermöglicht speziell bei akuten Bandscheibenschäden eine Entlastung der Lendenwirbelsäule.

Durchführung und Endstellung:

Achten Sie auf die tiefe Bauchatmung und bleiben Sie solange Sie möchten in dieser Position. Wie bei der vorherigen Übung ist eine Dehnung kaum wahrzunehmen. Es kommt mehr auf die Entlastung des unteren Rückens und auf die Entspannung an. Nach anstrengender körperlicher Arbeit ist diese Position ideal, um einem strapazierten Rücken die notwendige Entlastung zukommen zu lassen.

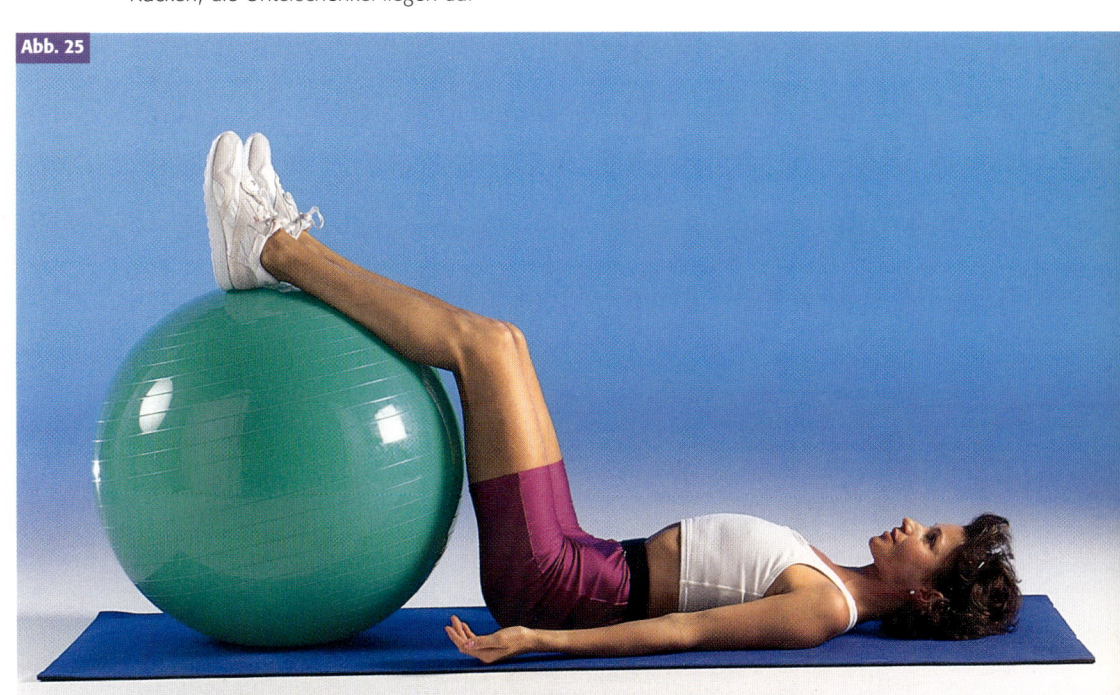

Abb. 25

Dehnung der seitlichen Rumpfmuskeln, der Brust- und Bauchmuskulatur

Ausgangsstellung:

Knien Sie vor den Ball und legen Sie die Hände auf ihn (Abb. 26). Bei druckempfindlichen Knien legen Sie ein Kissen unter. Der Oberkörper ist aufrecht, das Becken nach vorne gekippt.

Durchführung und Endstellung:

Rollen Sie mit den Händen den Ball nach vorne, sodass der Oberkörper in die waagerechte Stellung gebracht wird. Die Arme sind in den Ellenbogen leicht gebeugt. Der Rücken befindet sich in der vollständigen Streckung (Abb. 27). Versuchen Sie nun, Ihr Brustbein zum Boden zu drücken, und halten Sie die Dehnung 15 bis 20 Sekunden.

Variation:

Die Übung kann auch dynamisch durchgeführt werden, indem man in einem gleichmäßig langsamen Tempo vor- und zurückrollt. Die Endposition wird dann nur drei bis fünf Sekunden gehalten.

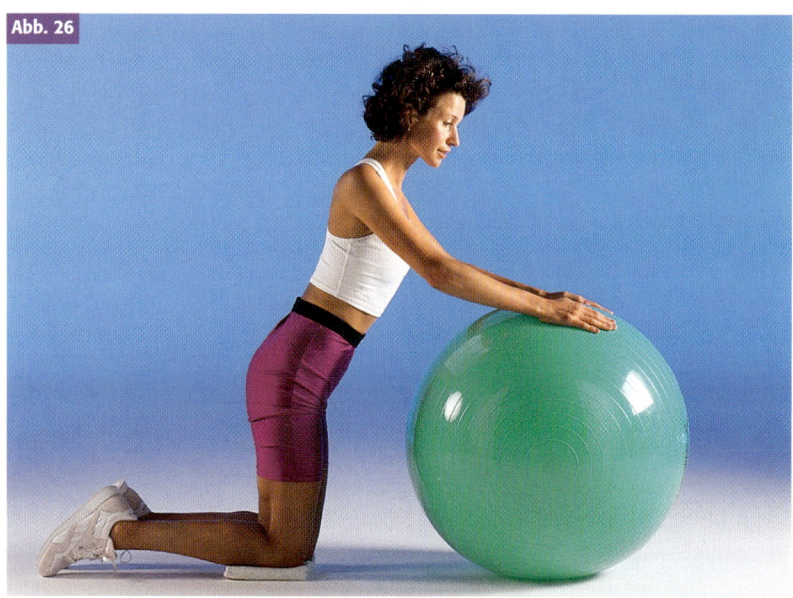

Abb. 26

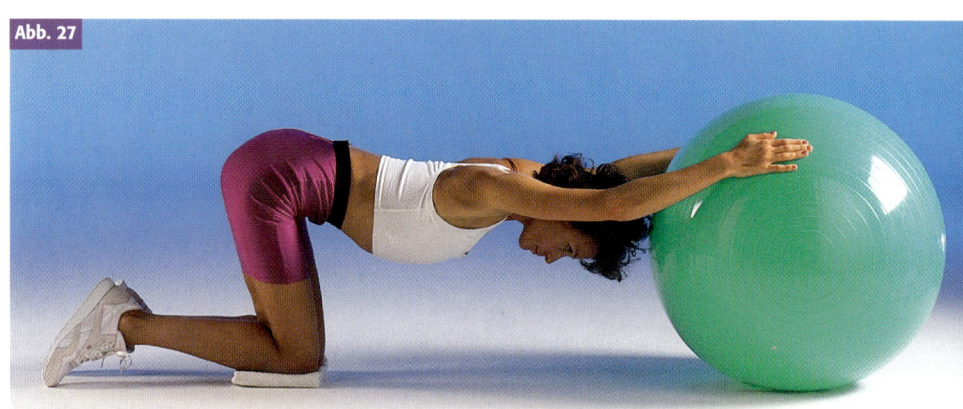

Abb. 27

Dehnung der Gesäßmuskulatur

Ausgangsstellung:
Sie befinden sich in Rückenlage auf dem Boden und legen den linken Fuß auf den Ball. Das rechte Bein wird über das linke Knie gelegt (Abb. 28) – wie im Sitzen, wenn Sie die Beine übereinander schlagen.

Durchführung und Endstellung:
Nun rollen Sie den Ball mit dem linken Bein in Richtung Körper. Gleichzeitig wird das rechte Bein zum Körper gebracht, wobei unbedingt darauf geachtet werden muss, dass das rechte Knie nach außen zeigt (Abb. 29). Die rechte Hüfte wird bei dieser Übung nach außen gedreht und gebeugt, sodass bestimmte Bereiche der hüftumspannenden Muskulatur gedehnt werden.

Variation:
Bei dieser Übung empfiehlt es sich, dynamisch zu dehnen, da jenes Bein, das den Ball zum Körper heranrollt, bei längeren Dehnungen schnell ermüdet.

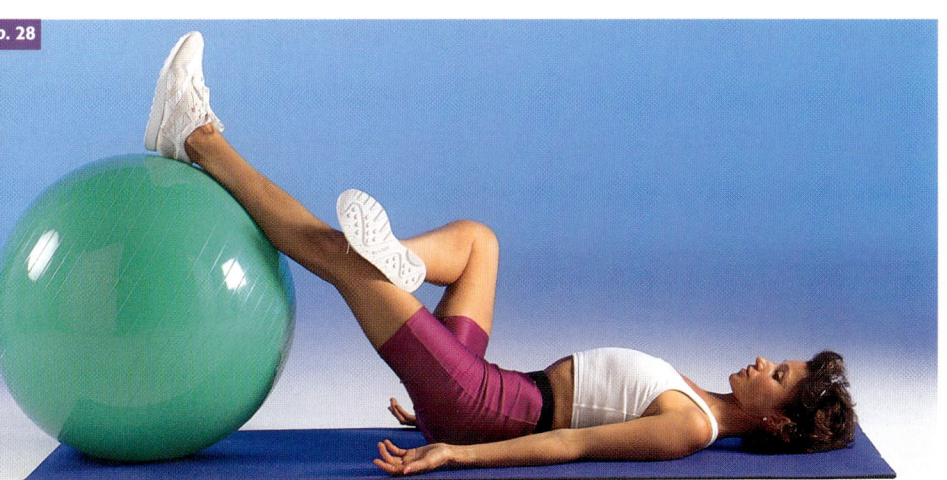
Abb. 28

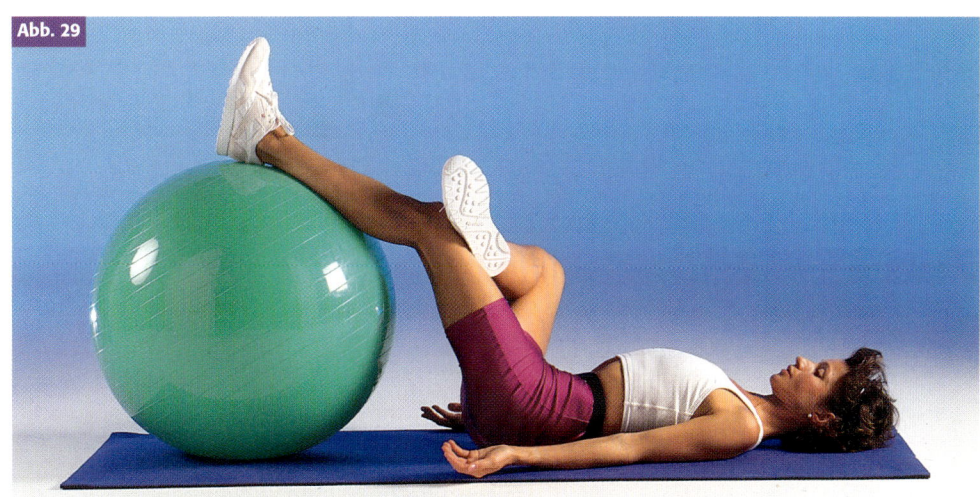
Abb. 29

Die Kräftigung

Bei den meisten Menschen, die unter Rückenbeschwerden leiden, kann man eine muskuläre Dysbalance (siehe Kapitel »Muskuläre Dysbalancen«, S. 13) feststellen. Das muskuläre Gleichgewicht verändert sich derart, dass die Kraft der aufrichtenden Muskeln in Relation zu den beugenden Muskeln immer stärker abnimmt. Dies führt schließlich dazu, dass die Kraft nicht mehr ausreicht, um gegen die verkürzten Muskeln anzukommen.

Dehnungsübungen sind eine Möglichkeit, die muskuläre Dysbalance auszugleichen. Die andere, ebenso wichtige ist die Kräftigung der Rumpfmuskulatur bzw. derjenigen Muskeln, die ein Kraftdefizit aufweisen.

Isometrische Anspannungsübungen

Der Muskel zeichnet sich durch mehrere Kontraktionsformen (Anspannungsformen) aus. Die aktive Muskulatur kann sich sowohl verkürzen (kontrahieren) als auch Kraft entwickeln. Bei der isometrischen Kontraktion entwickelt der Muskel Kraft, bleibt in seiner Länge jedoch unverändert. Ein Widerstand wird statisch in einer vorher festgelegten Winkelstellung des Gelenkes gehalten. Es findet keine Gelenkbewegung statt.

Der große Vorteil des isometrischen Krafttrainings liegt darin, dass die Muskulatur gezielt trainiert werden kann und kaum Geräte notwendig sind. Daher bietet sich diese Methode besonders für die Rehabilitation und Prävention an. Für Anfänger im Krafttraining ist die isometrische Methode ebenso von Vorteil und daher ein idealer Einstieg. Die Übungen sind einfach zu erlernen, und nicht zuletzt toleriert ein vorgeschädigter Rücken haltende Übungen besser.

Dosieren Sie die muskuläre Anspannung so hoch, dass die Übung zwar anstrengend ist, Sie jedoch ein angenehmes Gefühl in der Muskulatur verspüren und gleichmäßig weiteratmen können (keine Pressatmung). Die Anspannungsdauer hängt von der Intensität ab, sollte jedoch zehn Sekunden nicht überschreiten.

Allgemeines zu den Kräftigungsübungen

Die folgenden Übungen dienen der Kräftigung der Rumpfmuskeln, der beckenumspannenden Muskulatur und der Beinmuskeln. Da jedoch die meisten Übungen auf einer Ganzkörperspannung basieren, werden mehr oder weniger alle Muskeln angesprochen. Bei der Beschreibung der einzelnen Übungen wird daher nur die hauptsächlich beanspruchte Muskulatur genannt.

Einige Übungen sind sich bezüglich der zu kräftigenden Muskeln ähnlich, sodass es nicht sinnvoll wäre, alle Übungen durchzuführen. Variieren Sie häufiger – so erhält der Muskel immer neue Trainingsreize, und Sie erhalten sich den Spaß.

Und so üben Sie:

Durchgänge:	3–4
Wiederholungen:	4–6
Anspannungsdauer:	ca. 10 Sekunden
Pausen:	30–60 Sekunden (z. B. Hüpfen auf dem Ball)

Bei den dynamischen Kräftigungsübungen für die Beine üben Sie wie folgt:

Durchgänge:	3–4
Wiederholungen:	10–20
Pausen:	60–90 Sekunden (z. B. Hüpfen auf dem Ball)

Zu Beginn ist es ratsam, wenn Sie die Anzahl der Durchgänge und evtl. auch die der Wiederholungen reduzieren. Bei regelmäßigem Üben werden Sie schnell feststellen, dass die Übungen weniger anstrengend werden. An diesem Punkt angekommen sollten Sie versuchen, Variationen und Intensivierungen in die Übungsprogramme zu integrieren. Wählen Sie Ihre Pausen nicht zu kurz und hetzen Sie nicht durch Ihr Übungsprogramm, sondern lassen Sie sich Zeit und entspannen Sie sich in den Pausen.

Kräftigung der Rückenstrecker und Schulterblattmuskeln

»Flieger«

Ausgangsstellung:

In kniender Stellung lehnen Sie sich mit dem Oberkörper so gegen den Ball, dass Sie mit der Brust und dem Bauch Ballkontakt haben (Abb. 30). Die Füße sind gegen eine Wand abgestützt oder von einem Partner fixiert, die Hände auf dem Ball oder seitlich am Körper.

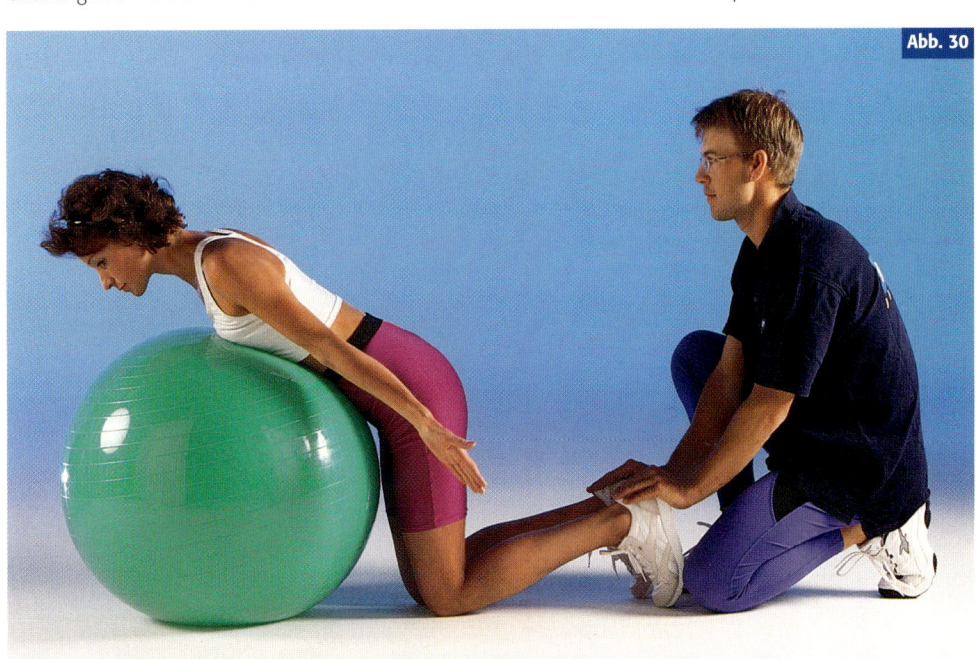

Abb. 30

Durchführung und Endstellung:
Nun rollen Sie mit dem Ball nach vorne, indem Sie die Füße gegen die Wand drücken. Die Knie sind noch leicht gebeugt, die Arme liegen in gestreckter Stellung seitlich am Oberkörper an (Abb. 31). Die Schulterblätter werden in Annäherung gebracht, aber nicht zusammengekniffen. Gleichzeitig werden die Schultern nach außen gedreht, die Handinnenflächen zeigen zum Boden. Ziehen Sie dabei nicht die Schultern hoch, sondern strecken Sie die Finger zur Wand; damit wird der Schultergürtel heruntergezogen.

Variationen:
Sie können die Beine vollständig strecken, die Arme von hinten nach

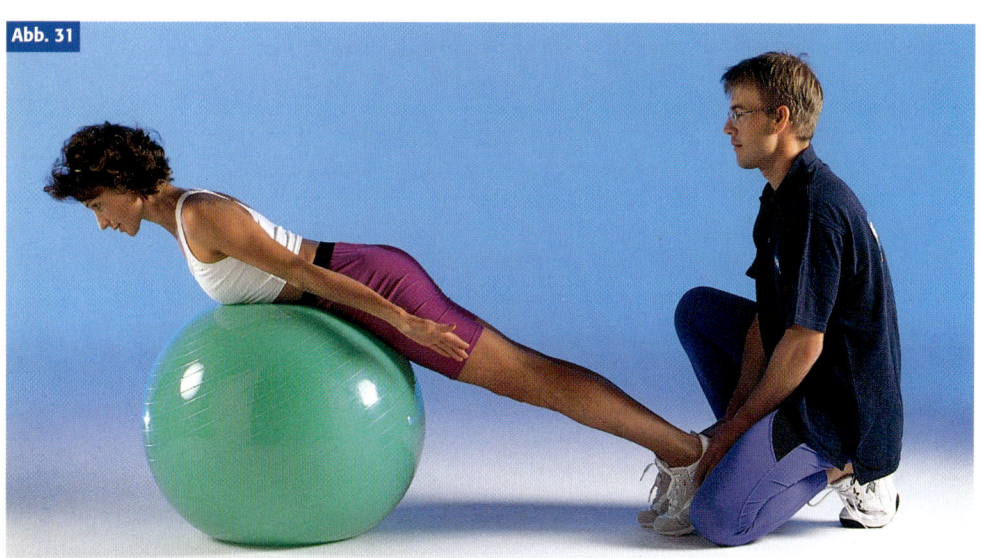

Abb. 31

F E H L E R

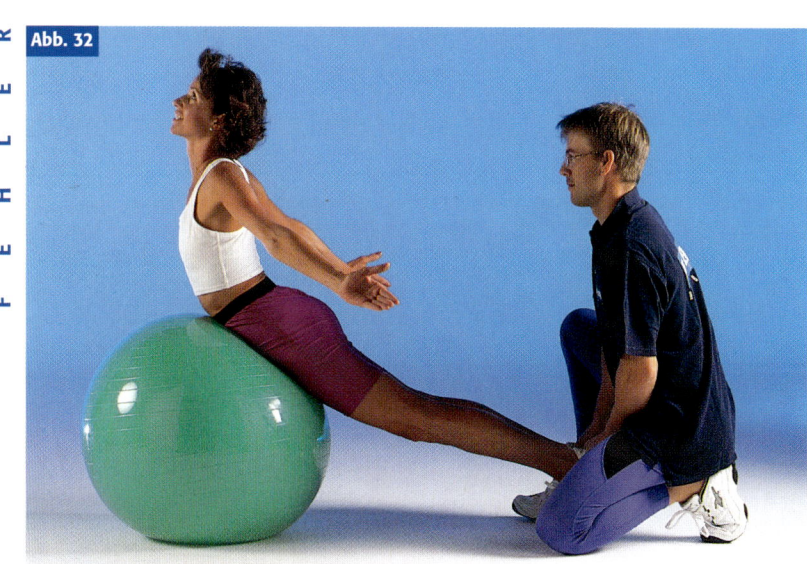

Abb. 32

vorne in die Verlängerung des Körpers bringen und/oder die Füße ohne Wandkontakt frei in den Raum stellen. Eine weitere Möglichkeit der Intensivierung ist eine Ruderbewegung, bei der Sie in beiden Händen Gewichte (Hanteln o. Ä.) halten und zur Seite bewegen.

Fehler:

Der Rücken ist überstreckt, sodass ein Hohlkreuz (Hyperlordose) entsteht. Das gleiche Problem entsteht, wenn Sie den Kopf in den Nacken anheben (Abb. 32). Halten Sie den Blick stets nach unten!

»Flieger über Kreuz«

Ausgangsstellung:

Legen Sie sich bäuchlings über den Ball und stützen Sie sich auf beide Hände.

Die Füße sind gegen eine Wand abgestützt oder werden vom Partner gehalten (Abb. 33).

Durchführung und Endstellung:

Nun heben Sie das linke Bein mit gebeugtem Knie an und strecken gleichzeitig den rechten Arm nach vorne. Der Daumen zeigt nach oben zur Decke, die Finger sind gestreckt. Eine Hand bleibt weiterhin in Bodenkontakt. Ziehen Sie Ihre Schulterblätter zusammen (siehe »Flieger«) und bringen Sie Ihren Kopf in die Verlängerung der Wirbelsäule. Halten Sie nun die Balance und versuchen Sie, das seitliche Wegrollen des Balles durch Muskelspannung zu verhindern.

Variationen:

Die Füße haben keinen Wandkontakt, sodass das Bein mit gestrecktem Knie angehoben werden kann (Abb. 34).

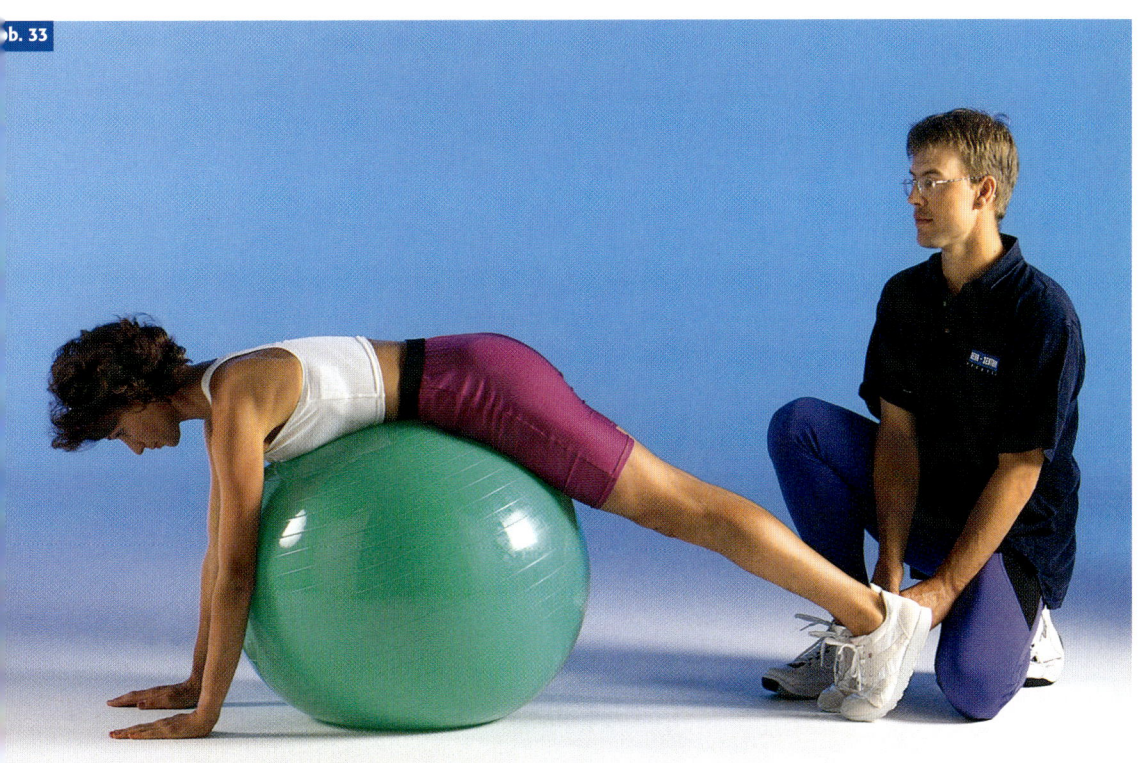
Abb. 33

Abb. 34

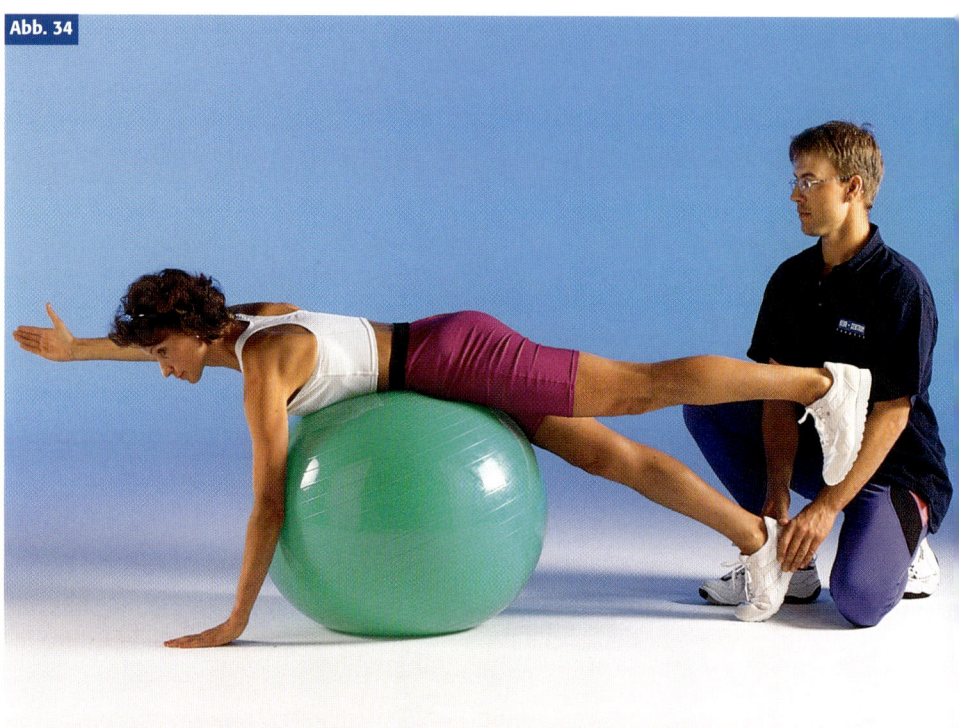

Wenn Sie in der Lage sind, die Balance zu halten, strecken Sie einen Arm nach vorne, einen seitlich an den Körper.

Fehler:
Sie rotieren zu stark im Oberkörper bzw. rollen mit dem Ball zur Seite.

> **Fangen Sie immer mit der Grundübung an und beginnen Sie zu intensivieren, wenn die vorherige Übung beherrscht wird.**

Brücke A

Ausgangsstellung:
Sie liegen bequem auf dem Rücken, Ihre Füße auf dem Ball. Die Arme sind nach außen gedreht, die Handrücken berühren den Boden (Abb. 35).

Durchführung und Endstellung:
Heben Sie langsam Ihr Gesäß an und bringen Sie den gesamten Körper in eine gestreckte Haltung (Abb. 36). Die Handrücken drücken gleichzeitig auf den Boden. Die Knie sind noch in gebeugter Stellung, die Fersen drücken in den Ball.

Variation:
Sie können in der Endstellung im Wechsel die Füße anheben (Abb. 37). Achten Sie aber darauf, dass das Becken nicht allmählich absinkt.

Fehler:
Sie kommen nicht in die gestreckte Stellung, sondern Ihr Becken sinkt ab. Legen Sie dann besser die Unterschenkel auf den Ball: Damit reduzieren Sie den Hebel.
Wenn Sie Ihre Knie überstrecken, sollten sie besser im 90°-Winkel beugen. Der hintere Oberschenkelmuskel hat in dieser Winkelstellung mehr Kraft als kurz vor der Endstreckung.

Abb. 35

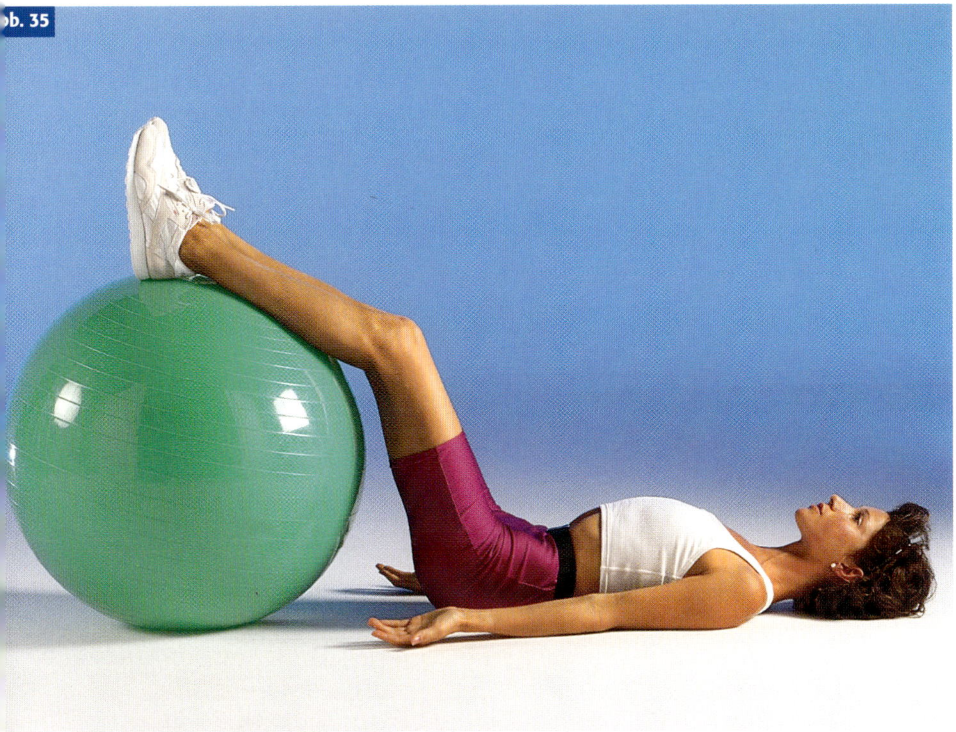

Abb. 36

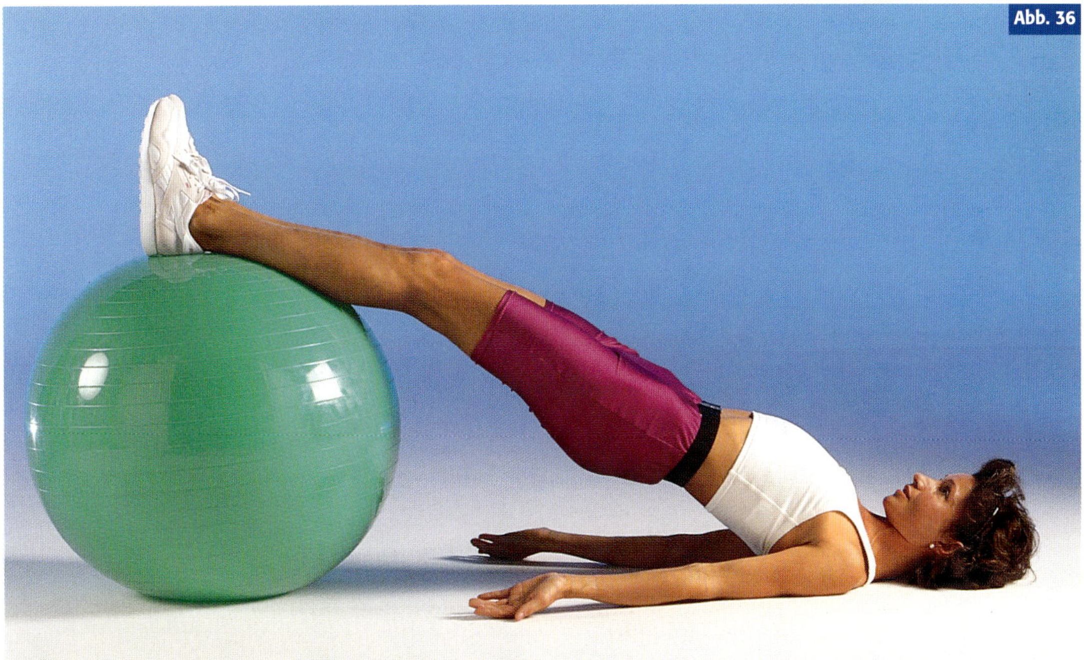

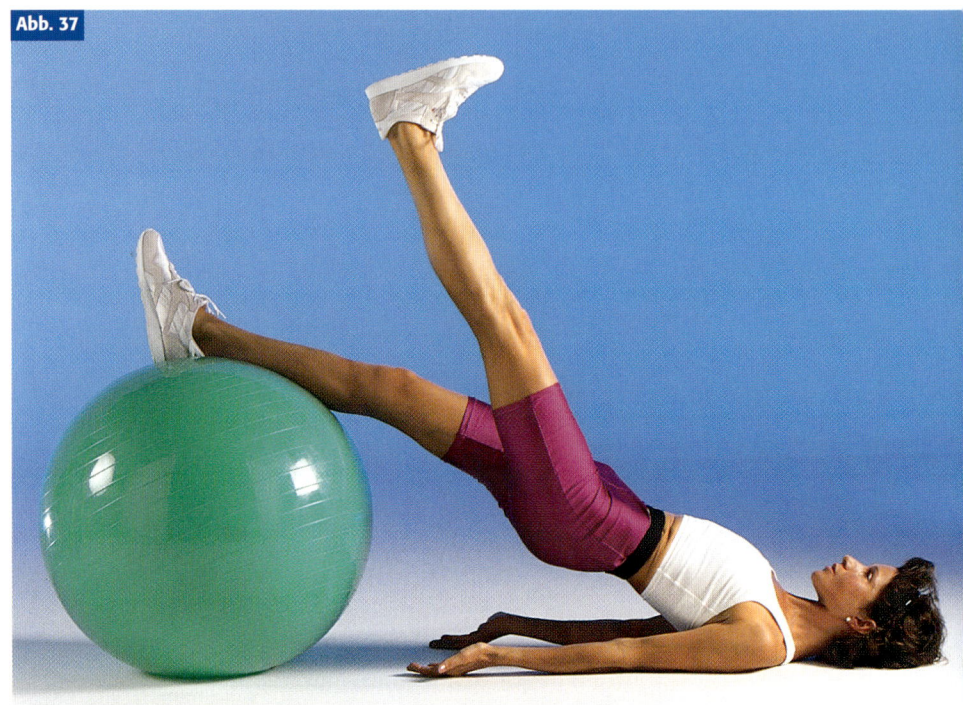

Abb. 37

Brücke B

Ausgangsstellung:
Sie legen sich mit dem Kopf und der Brustwirbelsäule auf den Ball und stützen sich mit den Füßen ab (Abb. 38). Das Becken befindet sich in entspannter Stellung, der Rücken ist noch rund. Die Arme lassen Sie locker hängen.

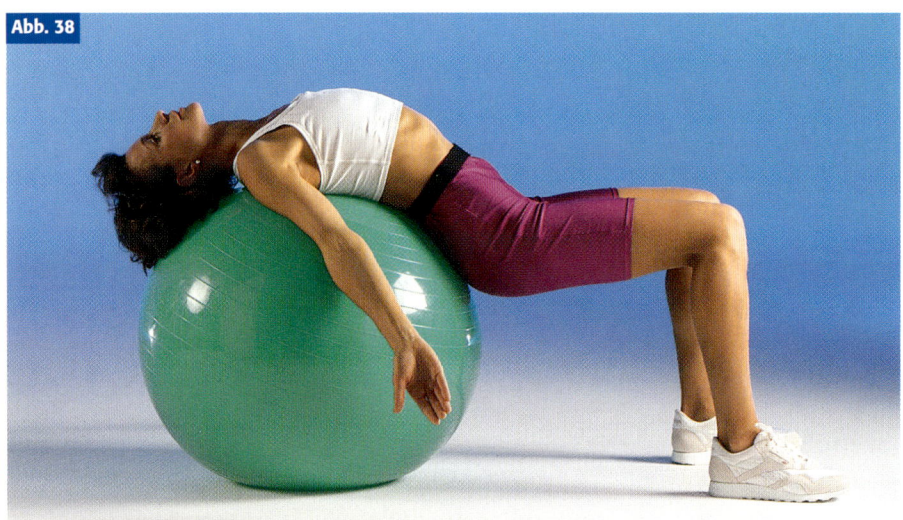

Abb. 38

Durchführung und Endstellung:

Heben Sie Ihr Gesäß an und kippen Sie das Becken nach vorne (Lordose). Der Oberkörper und die Oberschenkel werden auf eine Linie gebracht. Die Schultern drehen Sie nach außen, die Vorfüße heben Sie leicht zum Fersenstand an (Abb. 39).

Variation:

Gehen Sie auf der Stelle, indem Sie im zügigen Wechsel die Füße bzw. die Fersen anheben.

Fehler:

Sie stehen nicht auf den Fersen, sondern auf den Fußspitzen. Während des Gehens sinkt das Becken immer weiter ab, der Rücken wird runder.

Vierfüßlerstand A

Ausgangsstellung:

Sie liegen bäuchlings über dem Ball (ein kleinerer Ball ist hier vorteilhafter) und berühren mit den Händen und den Füßen den Boden (Abb. 40). Die Rückenmuskeln befinden sich in gedehnter Stellung.

Durchführung und Endstellung:

Nun heben Sie einen Arm bis in die waagerechte Position an. Das Becken wird durch den Ball gestützt. Der Kopf befindet sich in der Verlängerung des Körpers; schauen Sie nach unten (Abb. 41). Halten Sie die Spannung nicht wie sonst vorgegeben zehn

bb. 39

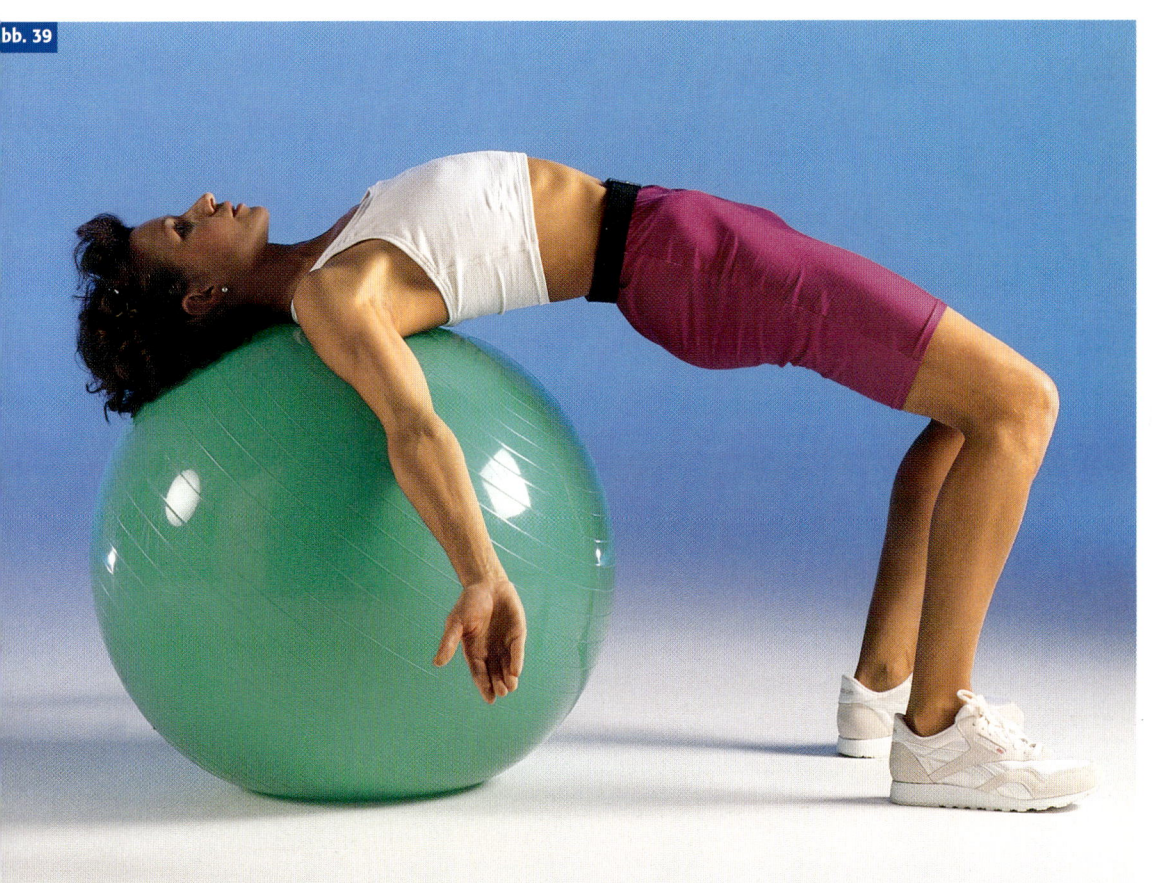

Abb. 40

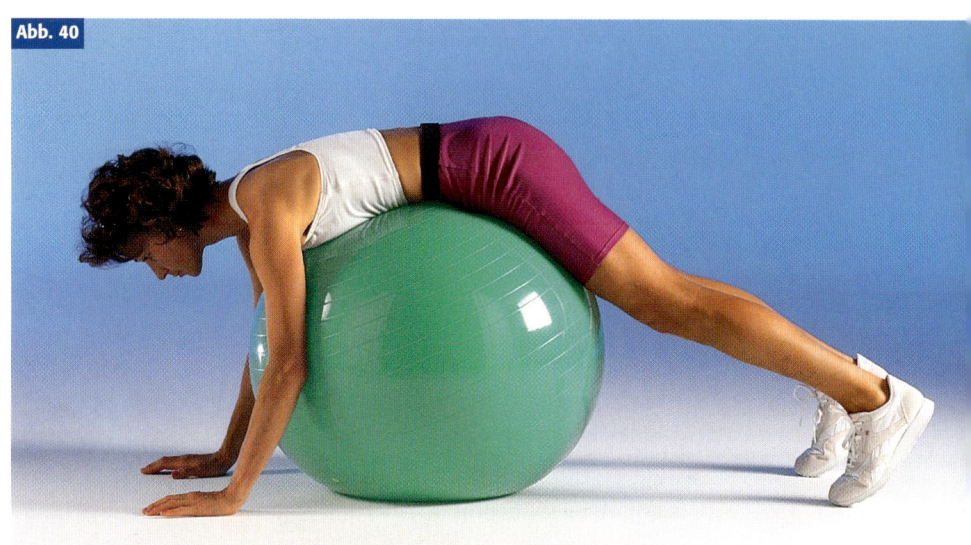

Abb. 41

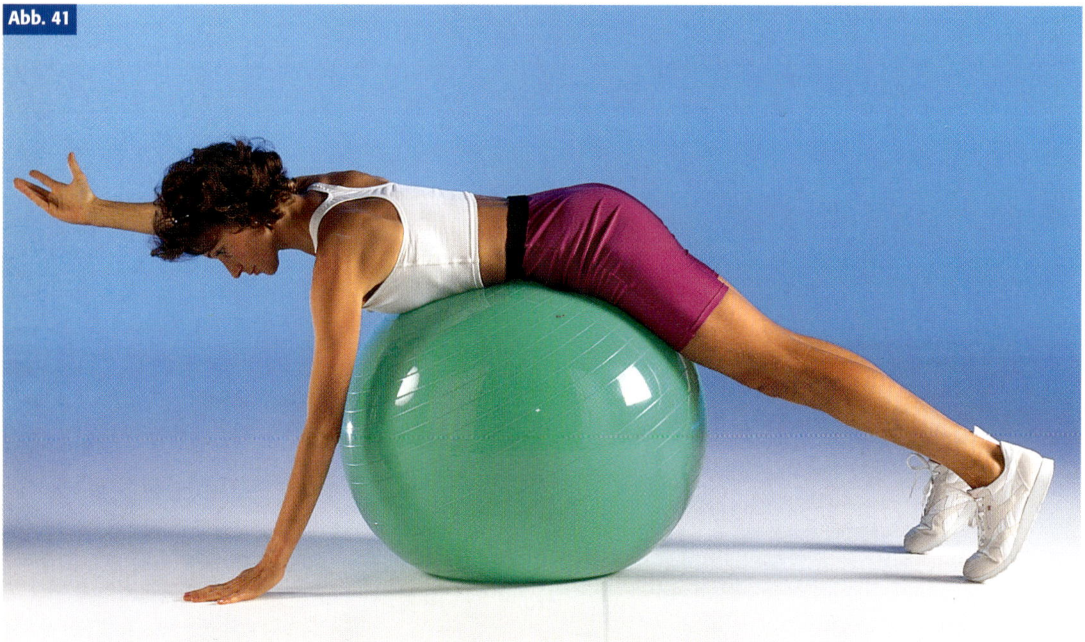

Sekunden, sondern nur ca. fünf Sekunden, und heben Sie dann den anderen Arm ebenfalls etwa fünf Sekunden.

Variation:

Heben Sie im Wechsel ein Bein an, strecken Sie es nach hinten und halten

Sie es in der Verlängerung des Körpers (Abb. 42).

Fehler:

Sie heben den Arm (Abb. 43) und/ oder das Bein (Abb. 44) zu hoch an, sodass ein Hohlkreuz entsteht.

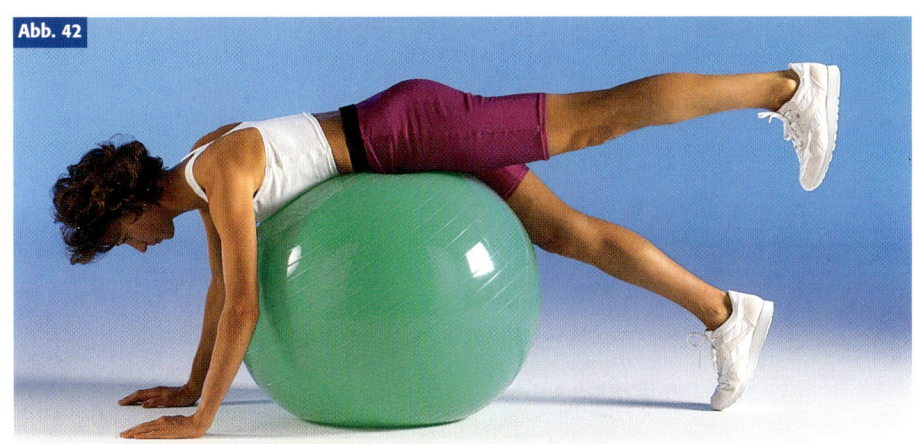

Abb. 42

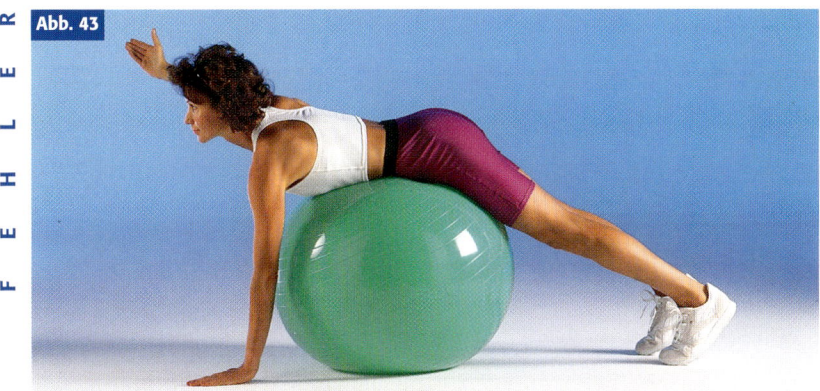

Abb. 43

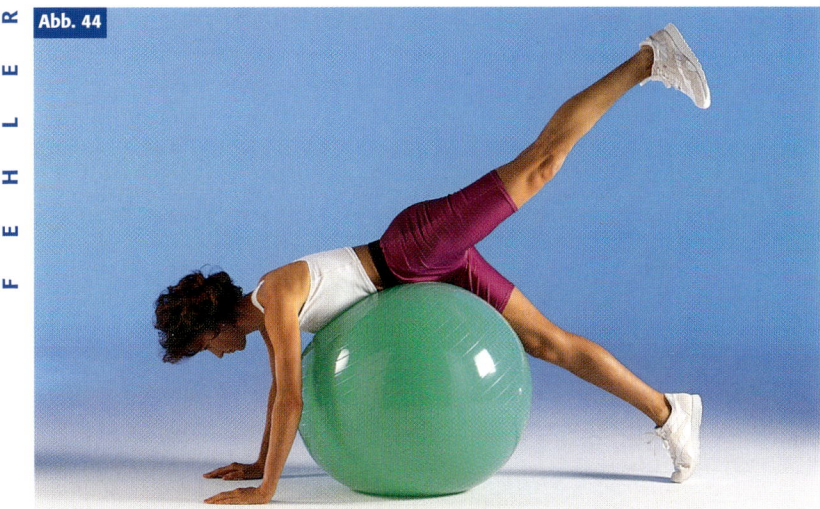

Abb. 44

Vierfüßlerstand B

Ausgangsstellung:
Sie knien vor dem Ball und legen Ihre
Hände entspannt auf ihn (Abb. 45)

Durchführung und Endstellung:
Rollen Sie jetzt mit dem Ball nach
vorne, sodass der gesamte Oberkörper
gestreckt wird. Achten Sie auf die
korrekte Beckenkippung nach vorne.

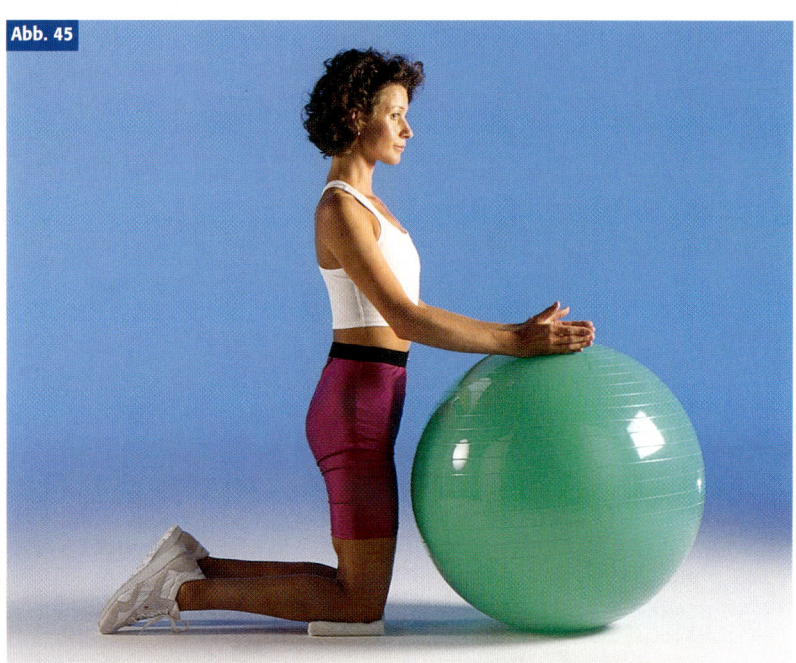

Abb. 45

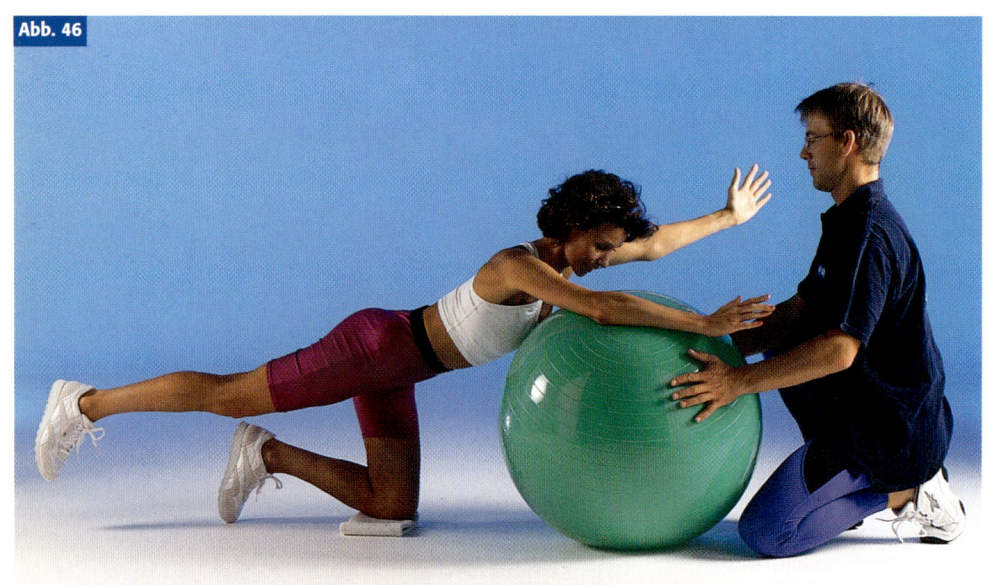

Abb. 46

Die Hände und teilweise die Unterarme liegen auf dem Ball, wobei die Ellenbogen leicht gebeugt sind. In dieser Stellung versuchen Sie, die Füße und Hände über die Diagonale anzuheben. Zu Beginn bietet sich eine Hilfestellung an (Abb. 46), da diese Position relativ instabil ist.

Variationen:

Wie beim Vierfüßlerstand A heben Sie nur den Arm oder nur das Bein an (Abb. 47 und 48), wenn Sie keine Hilfestellung haben oder die Balance nicht halten können (Abb. 49). Zur Intensivierung werden nur noch die Hände (nicht mehr die Unterarme) auf

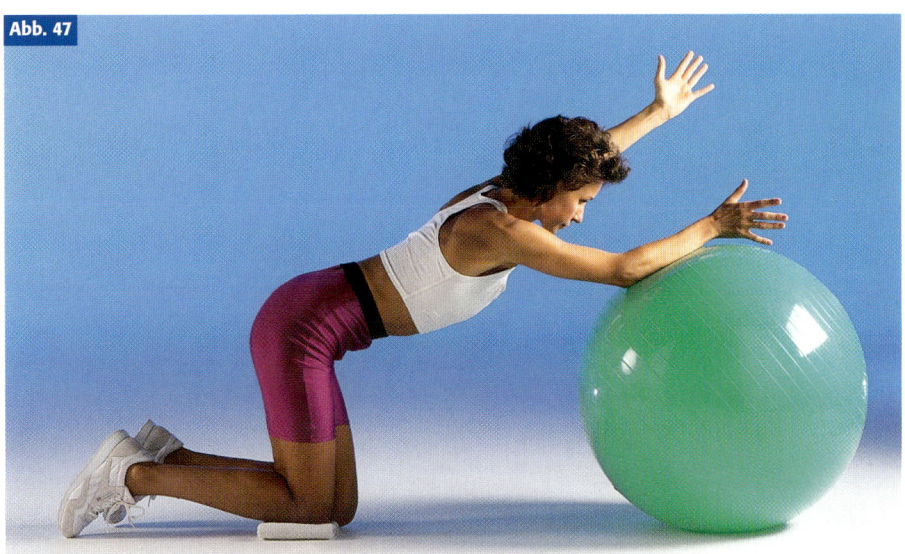

Abb. 47

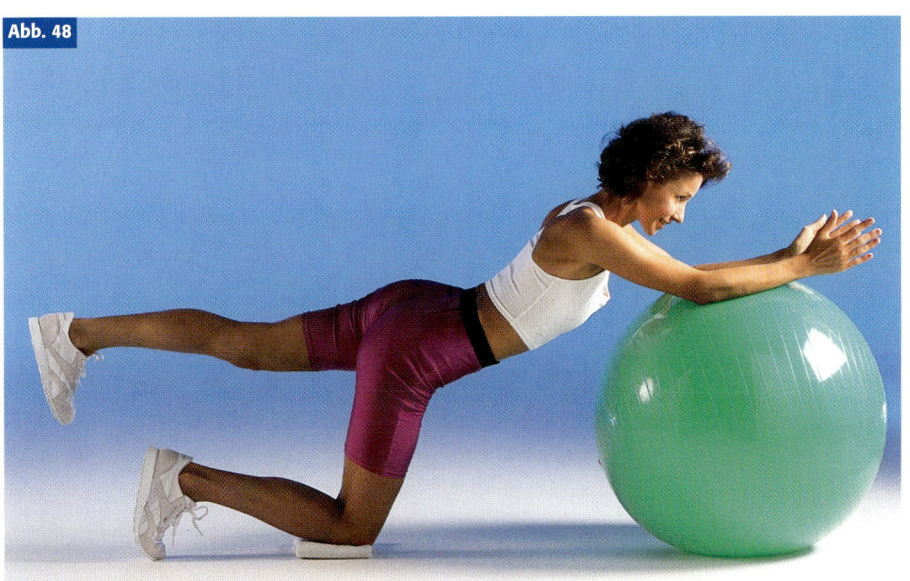

Abb. 48

den Ball gelegt, und der Oberkörper
wird weiter gestreckt.
Fehler:
Siehe unter Vierfüßlerstand A.

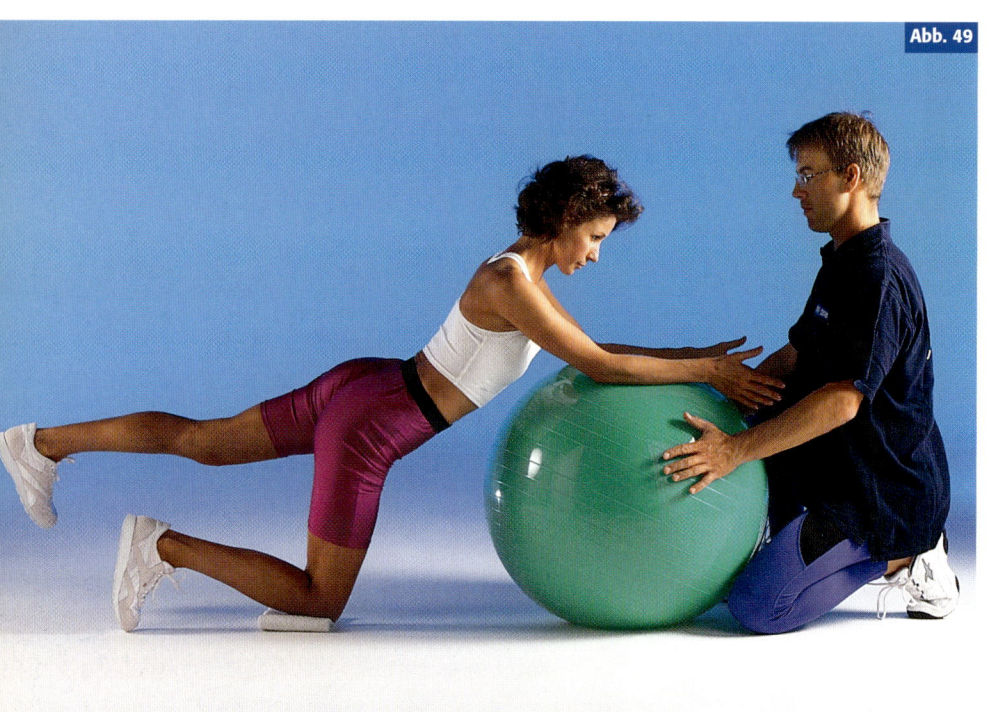

Abb. 49

Liegestütz auf dem Ball

Ausgangsstellung:
Legen Sie Ihre Unterarme auf den Ball
und setzen Sie sich auf Ihre Knie und
Fußballen. Der Oberkörper ist in der
leicht angespannten rückengerechten
Stellung (Abb. 50).
Durchführung und Endstellung:
Erhöhen Sie den Druck der Unterarme
auf den Ball und heben Sie Ihre Knie
an (Abb. 51). Jetzt haben Sie nur noch
mit den Fußballen Bodenkontakt.
Variationen:
Diese Übung bietet viele Möglichkeiten
der Variation, die gleichzeitig auch anstrengender sind. Sie können anstatt

der Unterarme nur die Hände auf den
Ball legen, sodass die Unterstützungsfläche auf dem Ball kleiner wird.
Dadurch erhöht sich die Labilität. Wie
bei den Vierfüßlerstand-Übungen können Sie jetzt ein Bein anheben. Zudem
können Sie mit dem Ball weiter nach
vorne rollen, bis zur vollständigen Streckung der Knie. Jetzt verharren Sie entweder in dieser Stellung oder Sie üben
dynamisch.
Fehler:
Sie hängen mit dem Rücken durch
oder machen ihn krumm, weil Sie
entweder zu schwache Bauchmuskeln
oder zu schwache Rückenstrecker
haben.

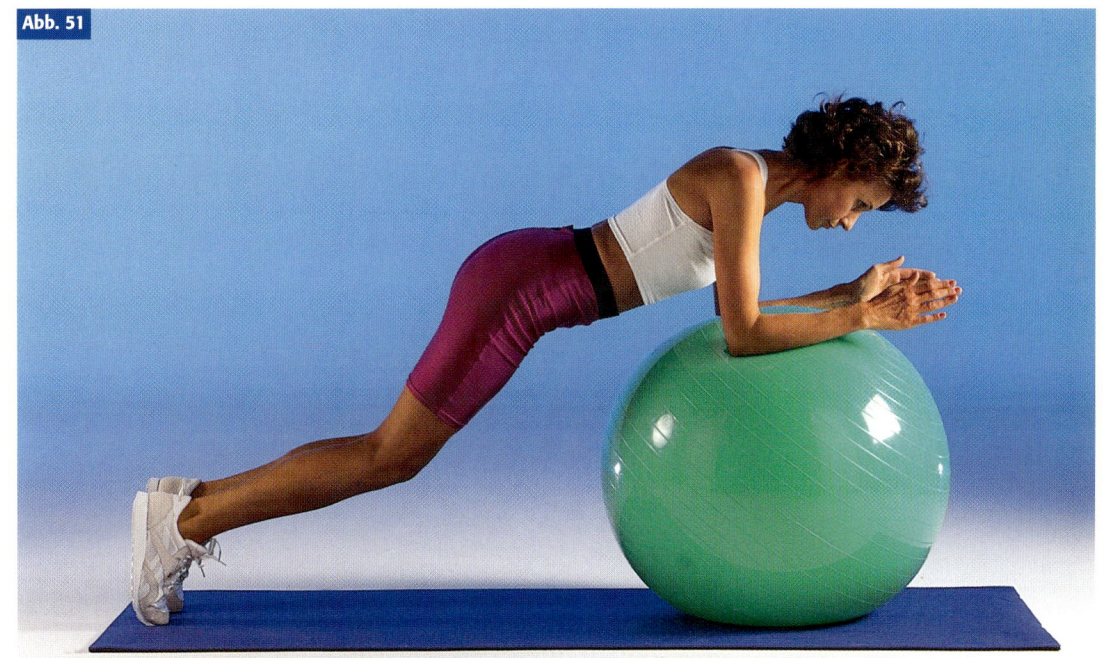

Abb. 50

Abb. 51

»Armheber«

Ausgangsstellung:
Sie liegen auf dem Bauch, legen Ihre Stirn auf dem Boden ab und halten mit leicht gebeugten Armen den Ball fest (Abb. 52).

Durchführung und Endstellung:
Heben Sie leicht den Oberkörper und den Kopf an, sodass der Brustkorb und die Stirn keinen Bodenkontakt mehr haben (Abb. 53).

Variation:
Heben Sie jetzt den Ball ein paar Zentimeter an, sodass er keinen Bodenkontakt mehr hat (Abb. 54).

Fehler:
Sie heben den Oberkörper zu hoch an, sodass ein starkes Hohlkreuz entsteht. Das gleiche Problem haben Sie in der Halswirbelsäule, wenn Sie den Kopf zu sehr nach hinten legen und den Ball anschauen, anstatt auf den Boden zu blicken.

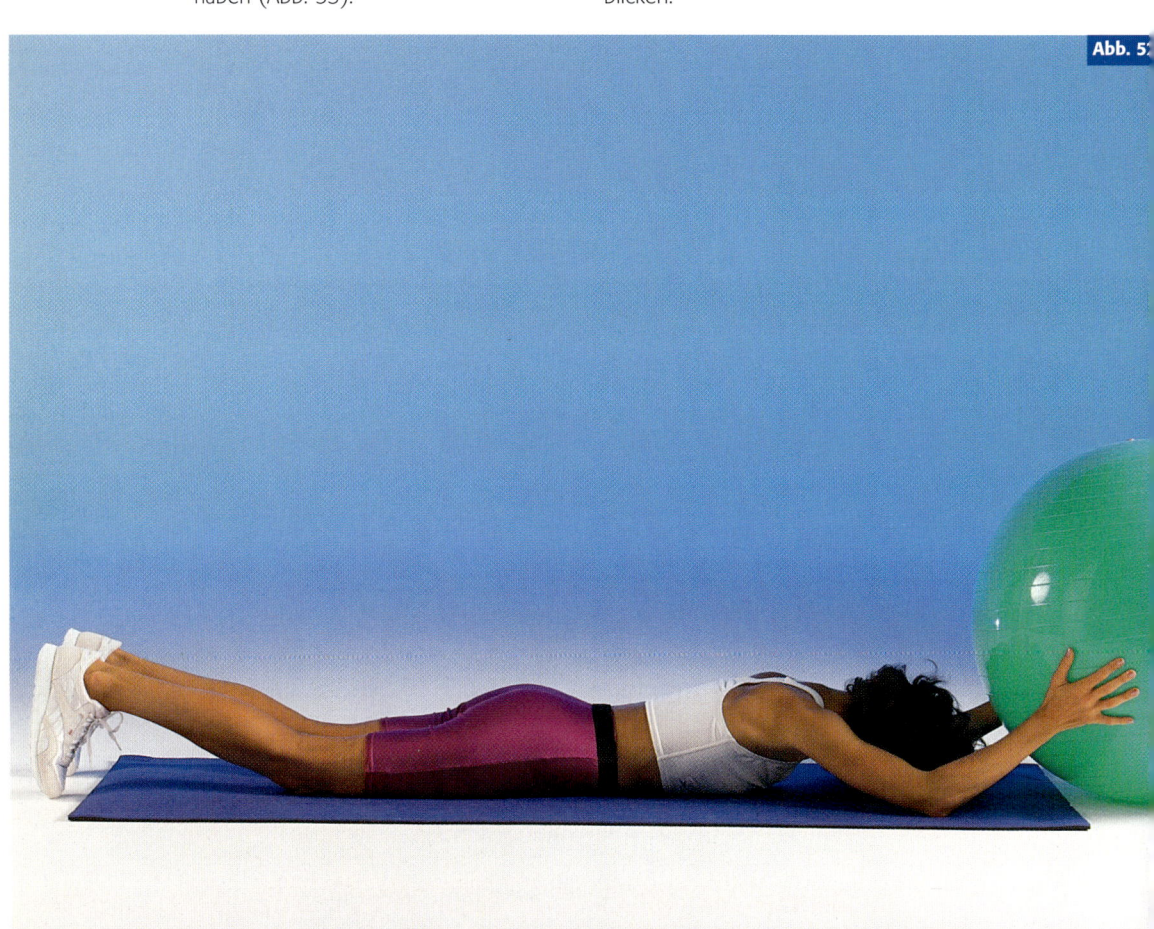

Abb. 52

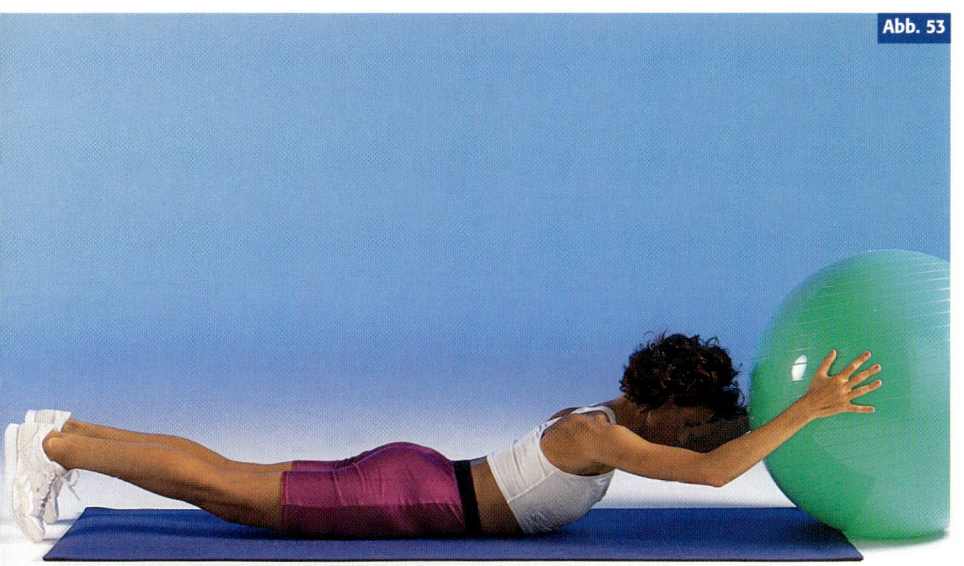

Abb. 53

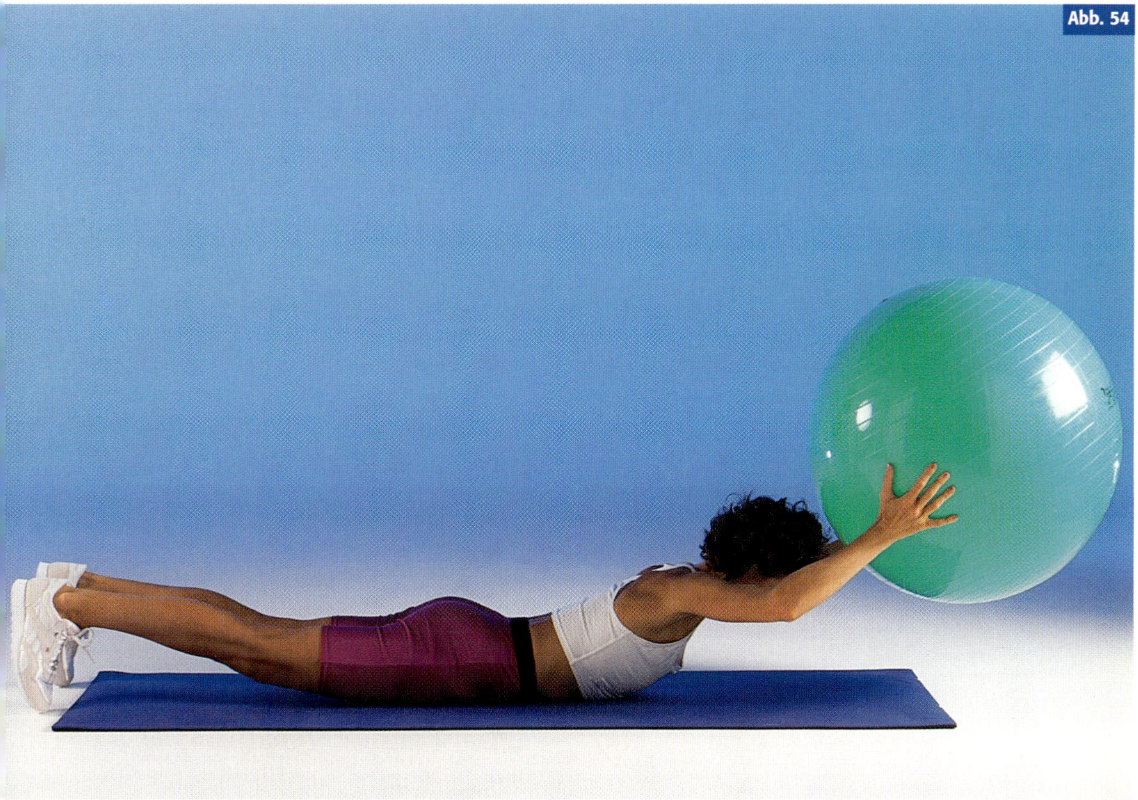

Abb. 54

»Fußheber«

Ausgangsstellung:
Sie liegen auf dem Bauch, Ihre Stirn berührt den Boden, und Sie halten mit den Füßen den Ball fest (Abb. 55).

Durchführung und Endstellung:
Heben Sie den Ball leicht vom Boden

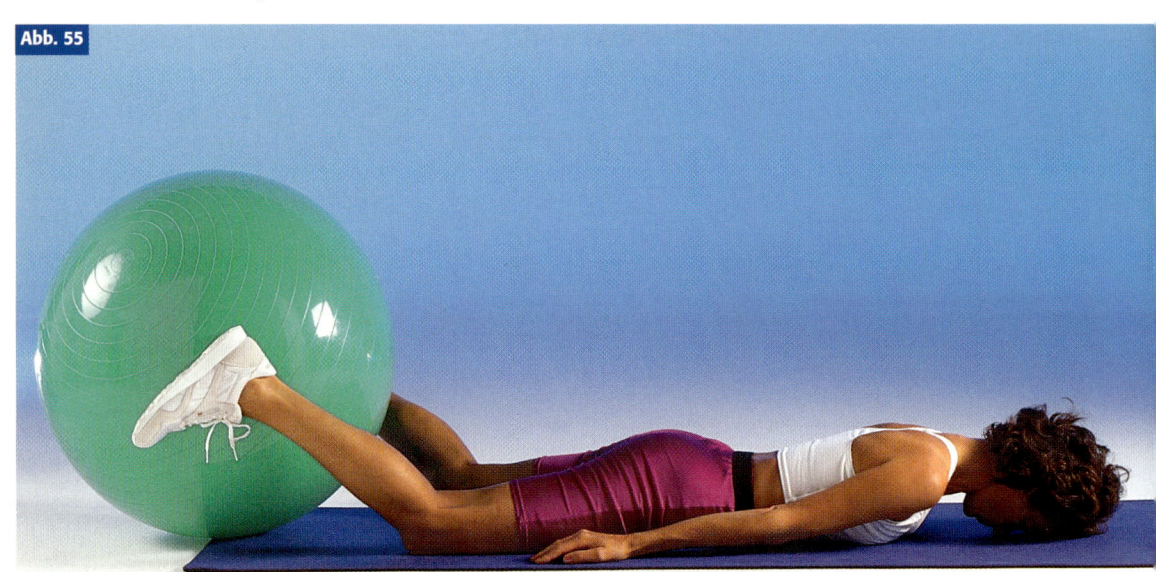

Abb. 55

Abb. 56

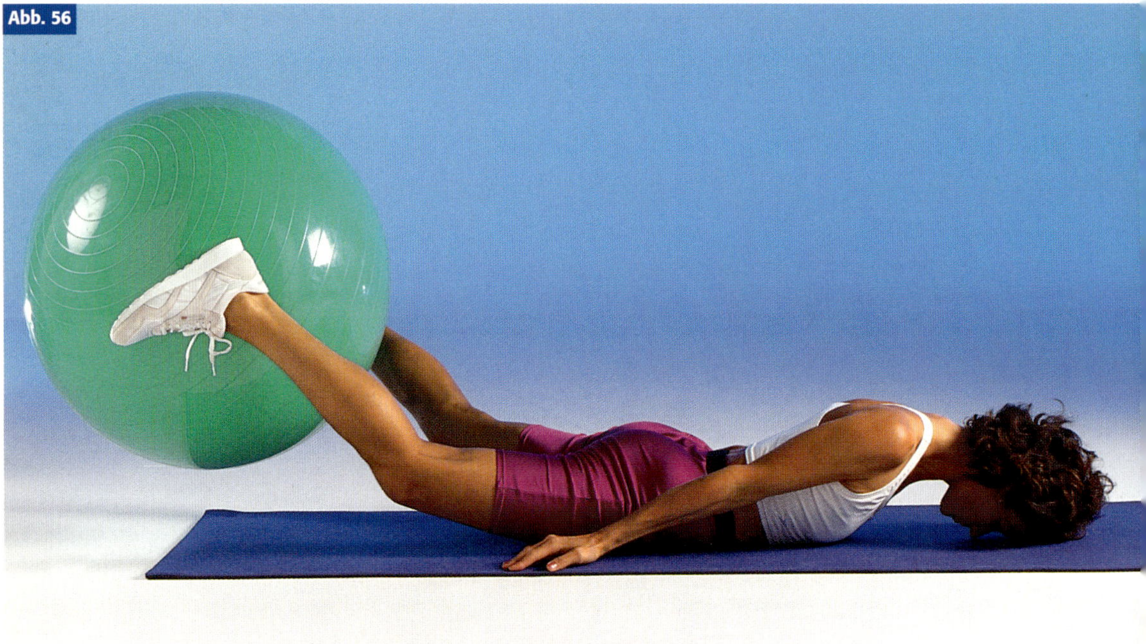

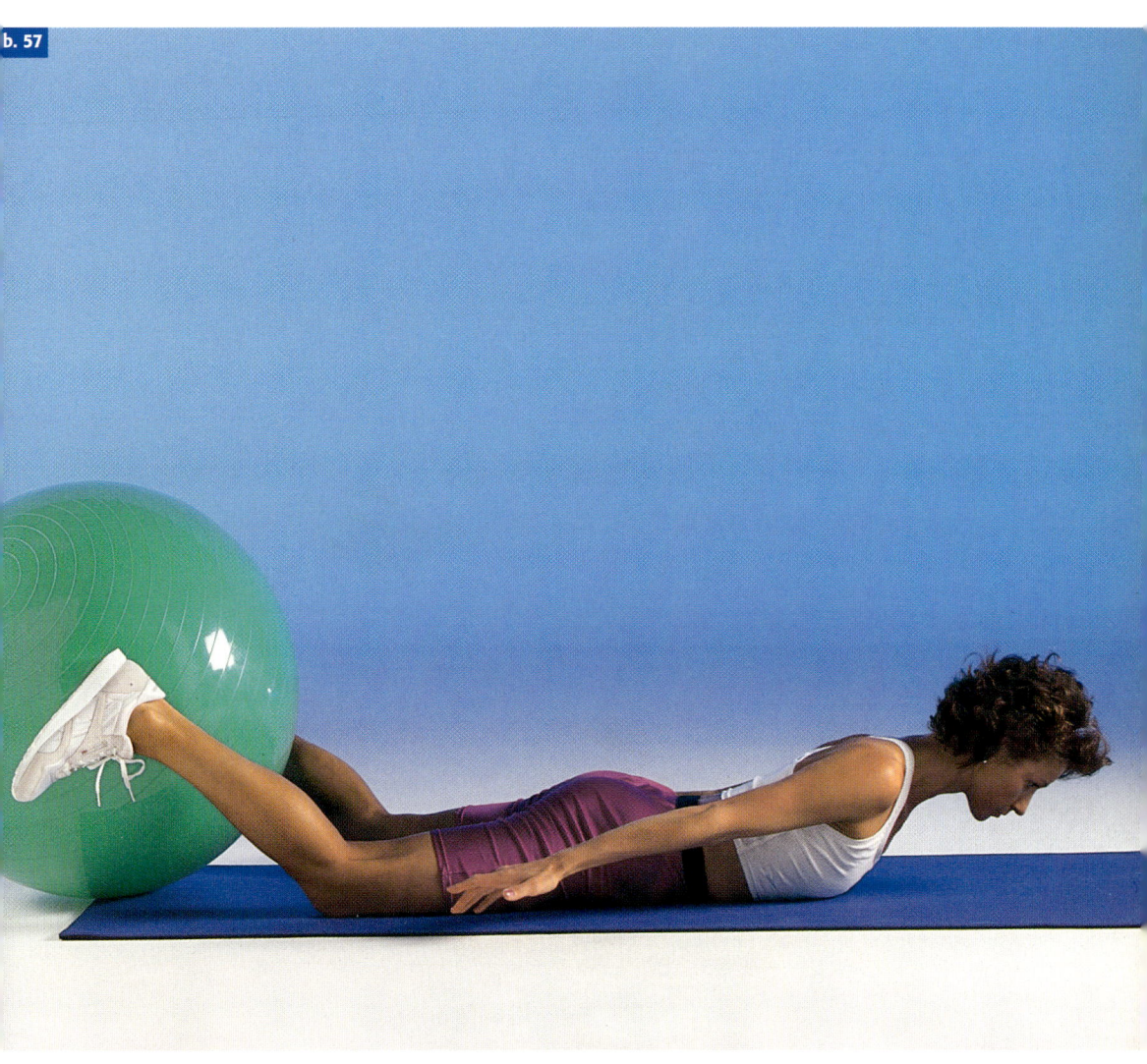

b. 57

ab, aber lassen Sie den Oberkörper und die Stirn auf dem Boden liegen (Abb. 56).

Variation:
Befindet sich der Ball in der Luft, heben Sie gleichzeitig den Oberkörper. Die Hände können am Boden bleiben oder angehoben werden (Abb. 57).

Fehler:
Der Ball und damit die Beine werden zu hoch angehoben, sodass ein starkes Hohlkreuz entsteht. Das gleiche Problem bekommen Sie, wenn der Oberkörper oder der Kopf überstreckt werden.

»Rotator«

Ausgangsstellung:

Sie liegen bäuchlings über dem Ball und stützen sich nur mit den Händen ab, wobei der Schultergürtel den Rumpf stabilisiert. Die Beine sind gestreckt, der Rücken ist angespannt (Abb. 58).

Durchführung und Endstellung:

Rotieren Sie mit dem Ball zur rechten Seite, sodass die rechte Körperseite den Kontakt mit dem Ball verliert und Sie nur noch mit der linken auf dem Ball liegen. Gleichzeitig öffnen sich die Beine zu einer Scherenbewegung (Abb. 59). Die Drehbewegung geht bis zum Schultergürtel. Der Kopf dreht aber nicht mit, sondern der Blick bleibt weiter nach unten gerichtet.

Variation:

Rotieren Sie zu Beginn der Übung nur so stark, dass Sie die Balance und die Kontrolle über den Rücken nicht verlieren.

Fehler:

Zu starke Rotation im Rumpf (Kontrolverlust), der Kopf wird in den Nacken gelegt, oder die Fixation im Schultergürtel ist nicht ausreichend.

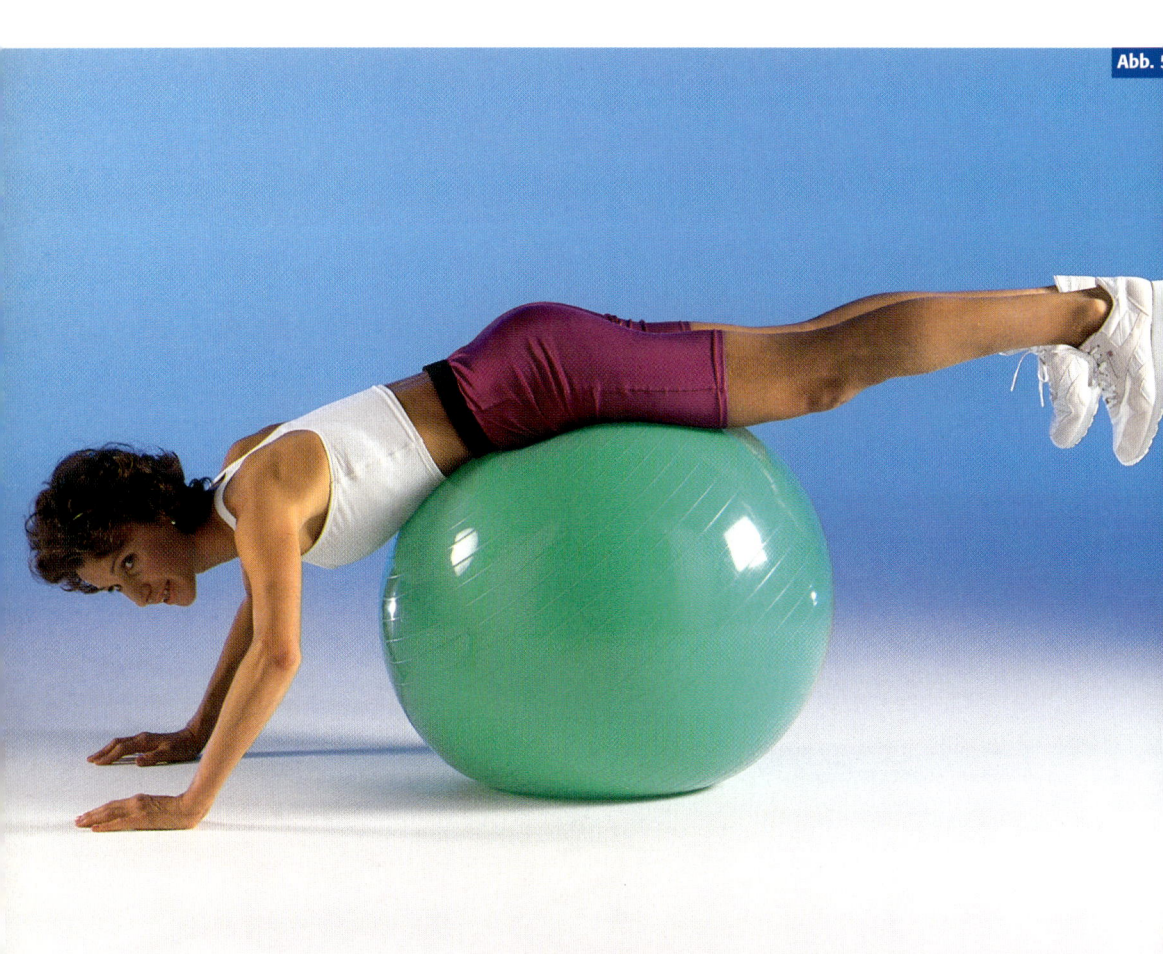

Abb.

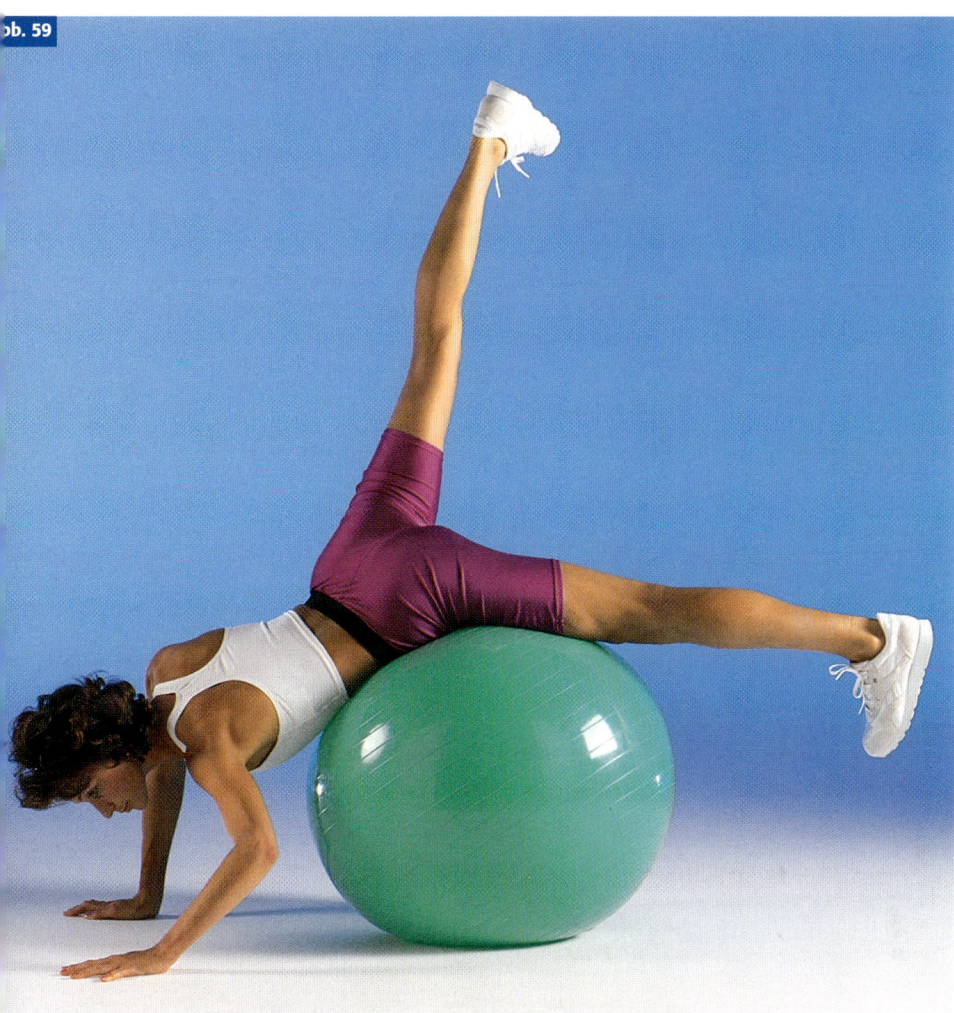

Kräftigung der Bauchmuskeln

Nach hinten legen

Ausgangsstellung:
Sie sitzen in aufrechter Haltung auf dem Ball (Abb. 60).

Durchführung und Endstellung:
Den Oberkörper langsam nach hinten legen und die Fußspitzen anheben,

sodass nur noch die Fersen Kontakt zum Boden haben (Abb. 61).

Zu Beginn der Übung legen Sie eine Hand auf den Bauch und die andere mit der Handrückenfläche auf den unteren Rücken. Dadurch spüren Sie die Muskelspannung intensiver und können die Balance zwischen Bauch- und Rückenmuskulatur besser kontrollieren. Später liegen die Arme seitlich am Oberkörper an. Legen Sie sich so weit zurück, dass Sie das Gleichgewicht

Abb. 60

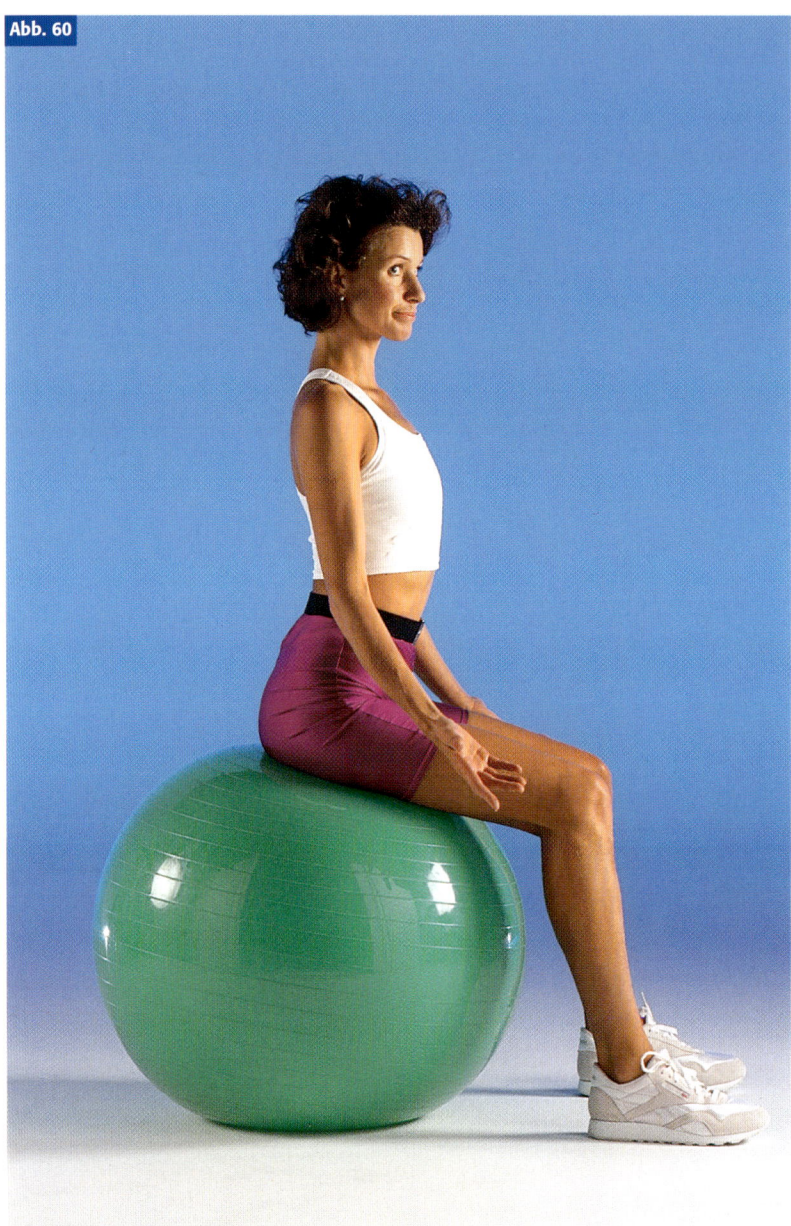

gerade noch halten können und die Ferse nur wenig druckbelastet ist.

Variationen:

Ändern Sie Ihre Armstellung, z. B. U-Halte (Oberarme waagerecht nach außen, Unterarme im rechten Winkel senkrecht nach oben) oder gerade nach oben gestreckt. Für sehr weit Fortgeschrittene gibt es die Möglichkeit, beide Füße anzuheben. Diese Variante eignet sich sehr gut als Partnerübung, wobei der Partner entweder die Hände oder die Füße festhält (vgl. Abb. 88 und 89 auf S. 77) – jedoch nur so viel, wie der Übende an Hilfe benötigt.

Fehler:

Ihre Bauchmuskulatur kann das Becken nicht fixieren, und Sie machen daher ein Hohlkreuz.

Sie legen Ihren Oberkörper nach hinten, aber der Kopf bleibt vorne (Schwanenhals).

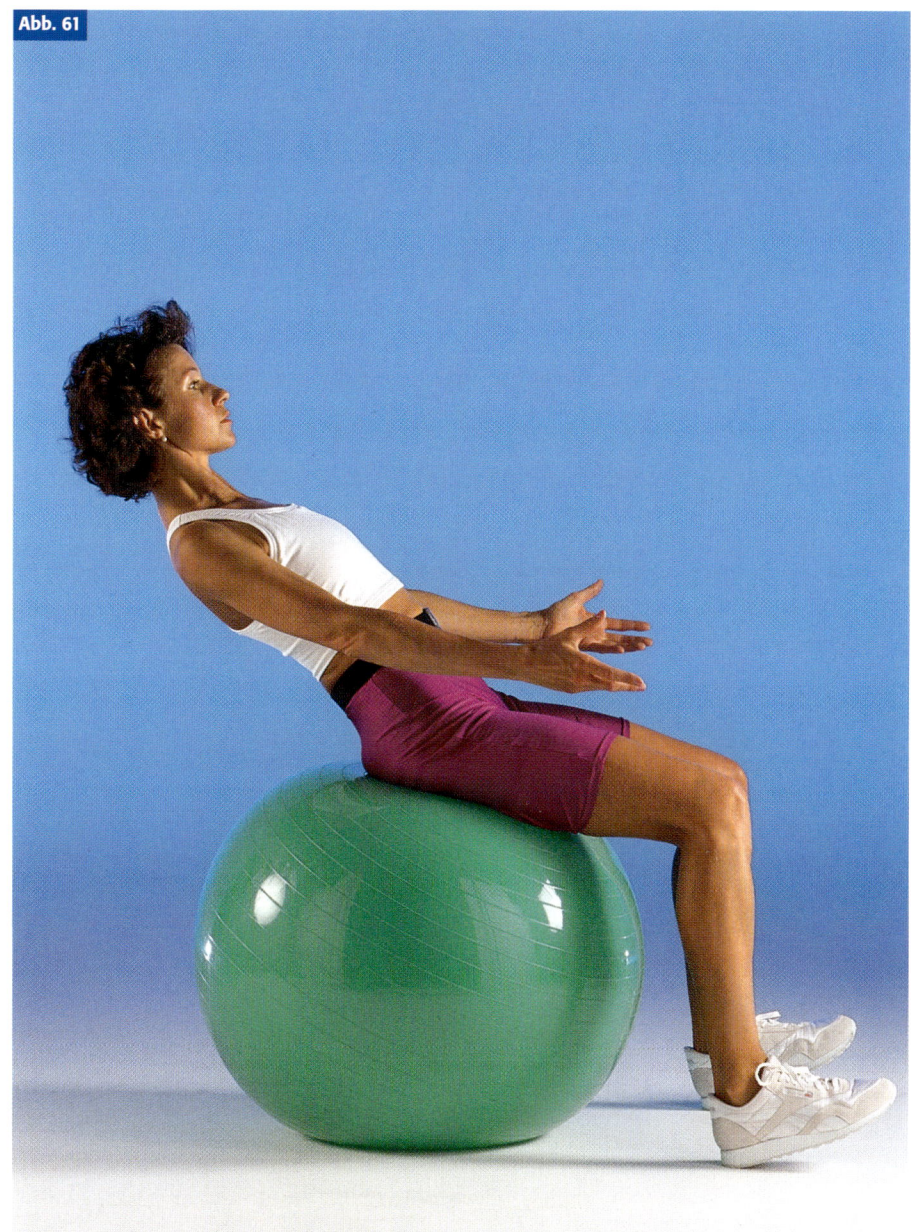

Abb. 61

Füße hoch

Ausgangsstellung:

Sie liegen in Stufenlagerung auf dem Boden, mit den Füßen auf dem Ball, die Handinnenflächen berühren die Oberschenkel bzw. die Knie.

Durchführung und Endstellung:

Heben Sie Ihren Oberkörper an und drücken Sie gleichzeitig mit den Händen gegen die Oberschenkel, die wiederum den Druck erwidern. Der Kopf bleibt in Verlängerung der Wirbelsäule: Rollen Sie ihn nicht ein, sondern blicken Sie zur Decke (Abb. 62). Es werden maximal die Schulterblätter angehoben.

Variationen:

Drücken Sie mit den Händen über die Diagonale – rechte Hand gegen linken Oberschenkel und umgekehrt – gegen die Oberschenkel bzw. die Knie (Abb. 63). Sie können die Übung weiter intensivieren, indem Sie den Druck erhöhen.

Fehler:

Insbesondere bei den Bauchmuskelübungen wird häufig fälschlicherweise die Luft angehalten.

Achten Sie bei allen isometrischen Anspannungsübungen auf eine gleichmäßige Atmung. Sollten Sie damit Probleme haben, so üben Sie nicht auf Zeit (z. B. zehn Sekunden), sondern richten Sie die Anspannungsdauer an einer bestimmten Anzahl von Atemzügen aus.

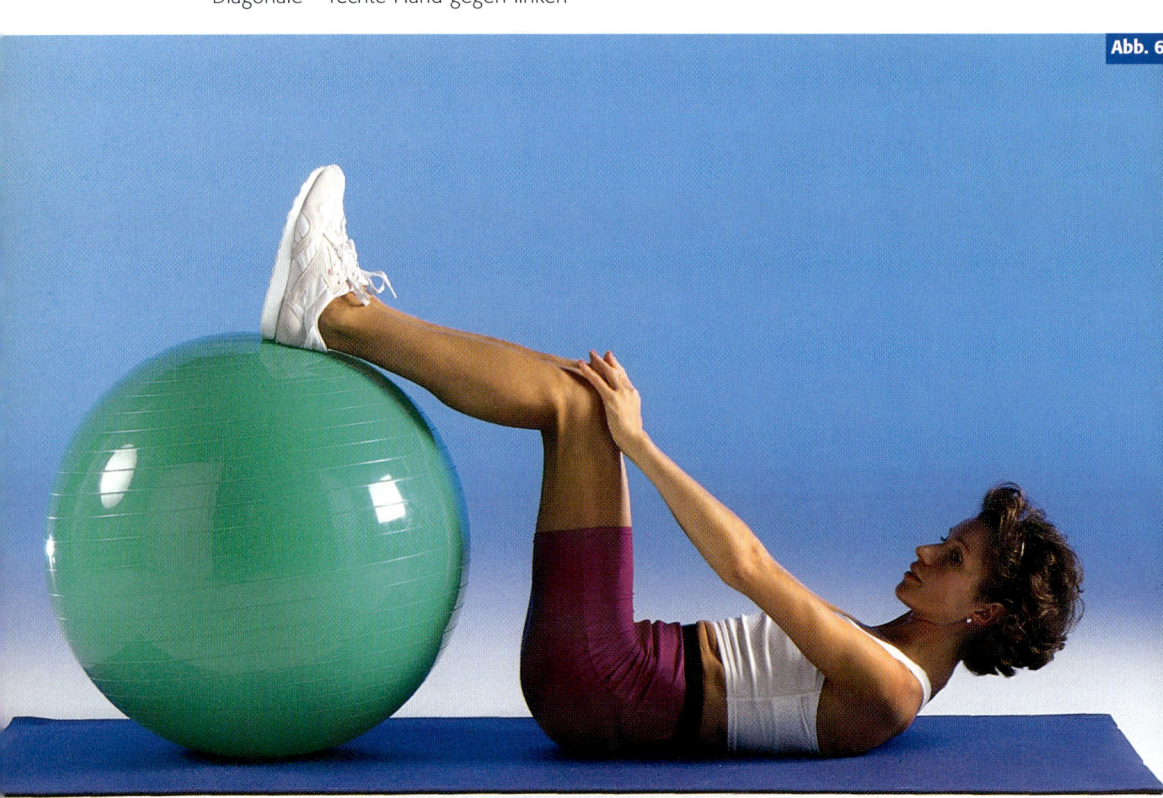

Abb. 6

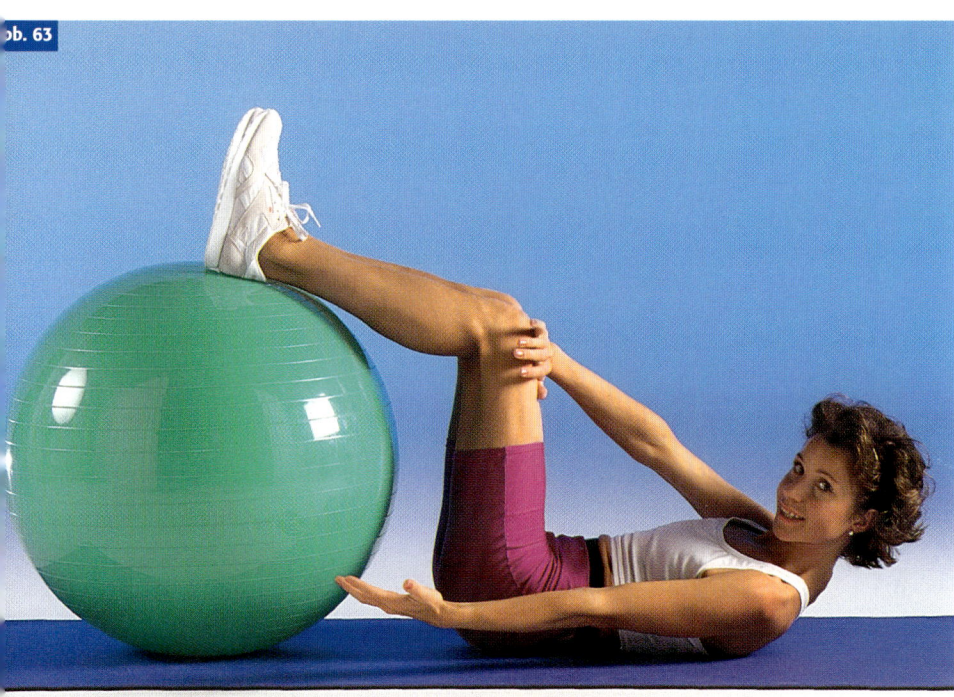

Ab. 63

Kräftigung der Beinmuskeln

»Aufsteher«

Ausgangsstellung:
Sie gehen in den aufrechten Sitz (Abb. 64).

Durchführung und Endstellung:
Neigen Sie den Oberkörper über die Hüfte leicht nach vorne. Achten Sie darauf, dass das Becken der Vorneigung folgt und nicht fixiert wird, da der Rücken sich sonst unweigerlich krümmt. Nun erhöhen Sie den Druck auf die Füße und heben das Gesäß an, bleiben jedoch in Kontakt mit dem Ball (Abb. 65). Beachten Sie die Beinachse: Die Knie sollten über die kleinen Zehen zeigen, die Füße sind leicht nach außen gedreht aufgestellt (linker Fuß auf 11 Uhr und rechter Fuß auf 13 Uhr; siehe Abb. 66).

Variationen:
Verändern Sie die Armstellung, indem Sie einen Arm oder beide Arme nach vorne strecken. Hüpfen Sie vorher einige Male auf dem Ball und bleiben Sie beim Hochhüpfen im Stand.

Fehler:
Das Becken wird nicht gemeinsam mit dem Oberkörper nach vorne geneigt, der Rücken ist daher in der Lendenwirbelsäule rund.

Die Füße stehen nicht vollständig auf dem Boden, sondern Sie haben Ihr Gewicht mehr auf den Fußballen oder auf den Fersen.

Im Stand knicken die Knie nach innen (X-Beine) und/oder die Füße stehen parallel bzw. nach innen gedreht.

Abb. 64

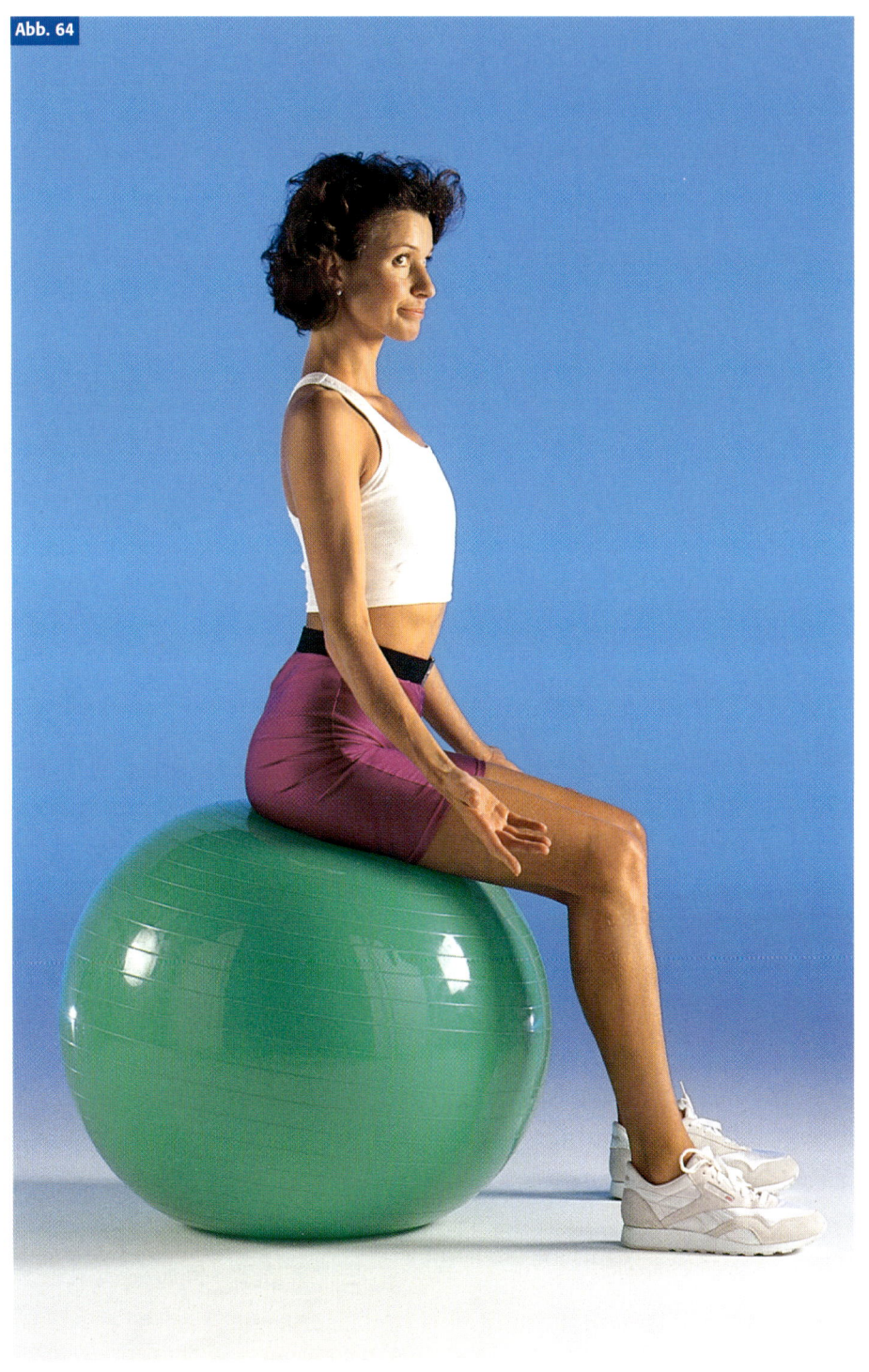

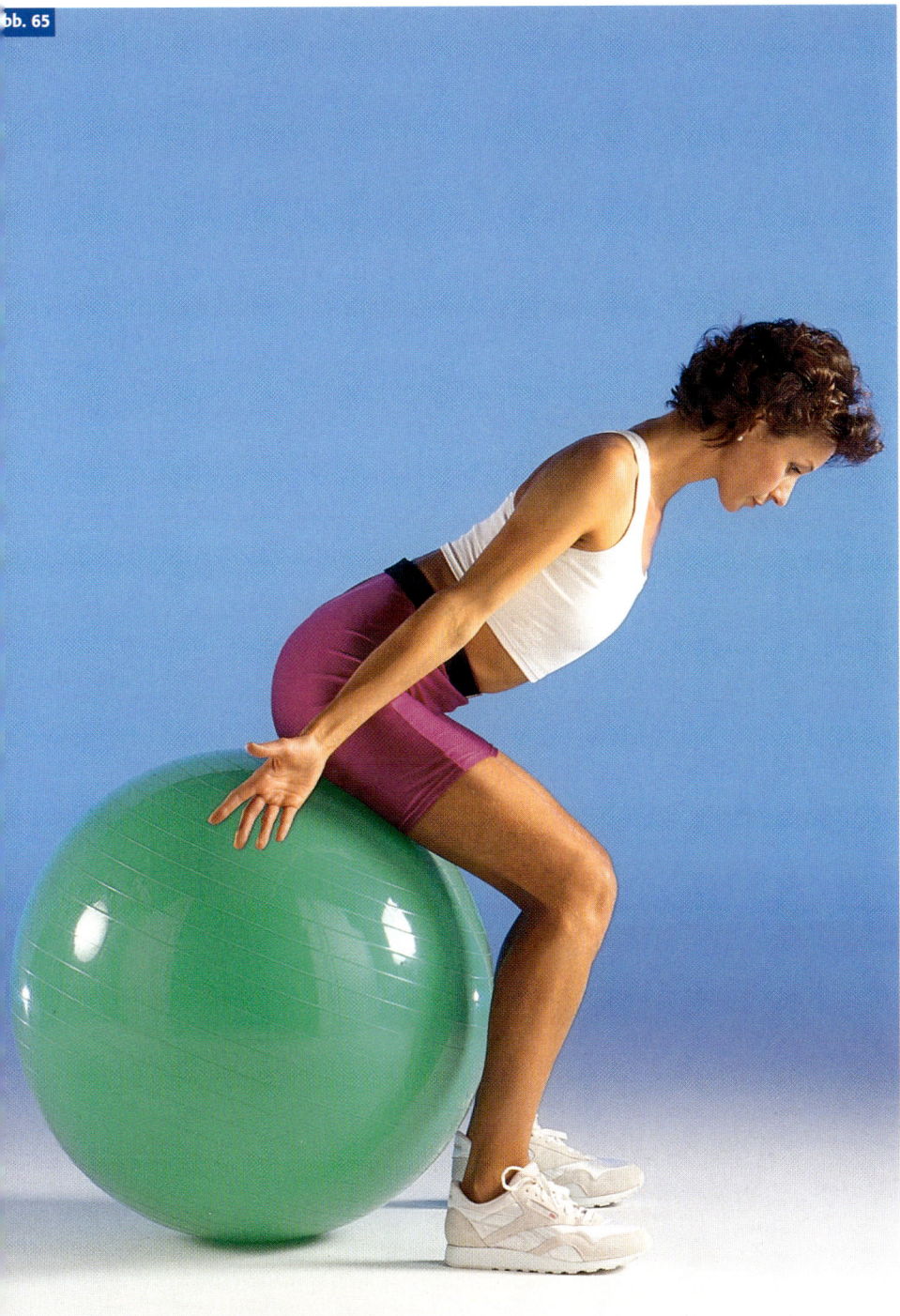

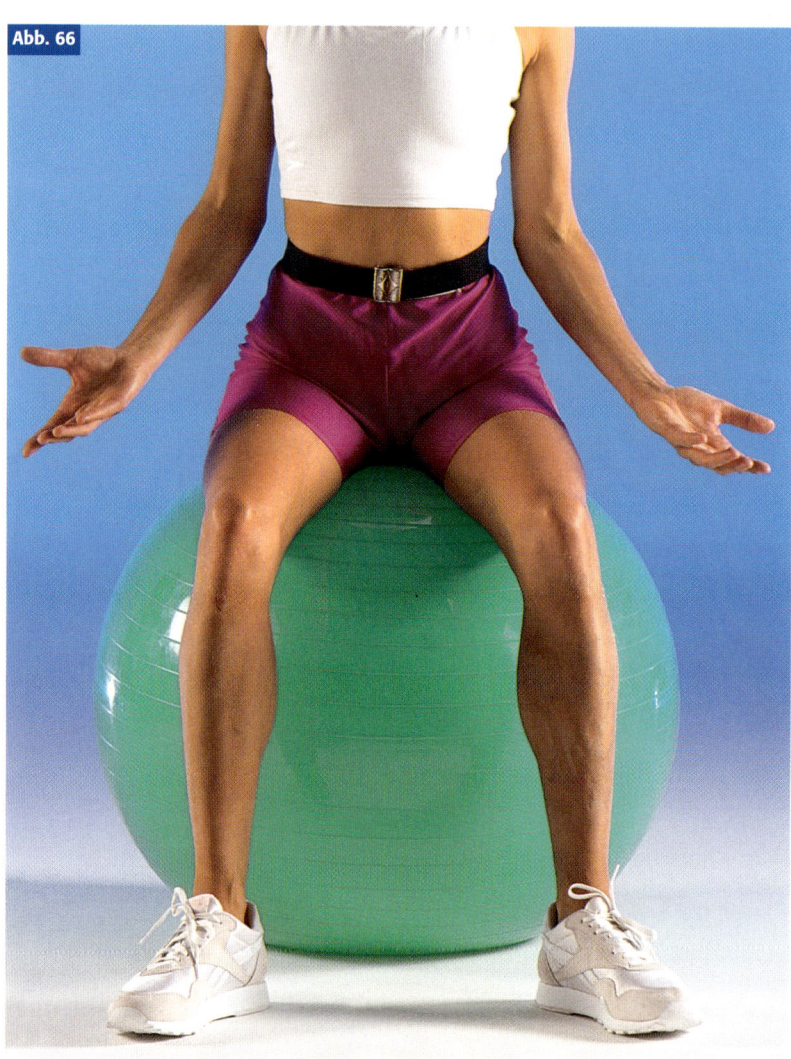

Abb. 66

»Der Einbeinige«

Ausgangsstellung:
Sie nehmen den aufrechten Sitz ein
(siehe Abb. 64 auf S. 56).
Durchführung und Endstellung:
Rollen Sie mit dem Ball zum linken

Bein und verlagern Sie das Körpergewicht auf dieses Bein. Der Oberkörper
wird nach vorne verlagert, das Brustbein zeigt zum linken Knie.
Nun heben Sie den rechten Fuß hoch
und drehen die rechte Hüfte nach
außen (Abb. 67). Die Arme sind im

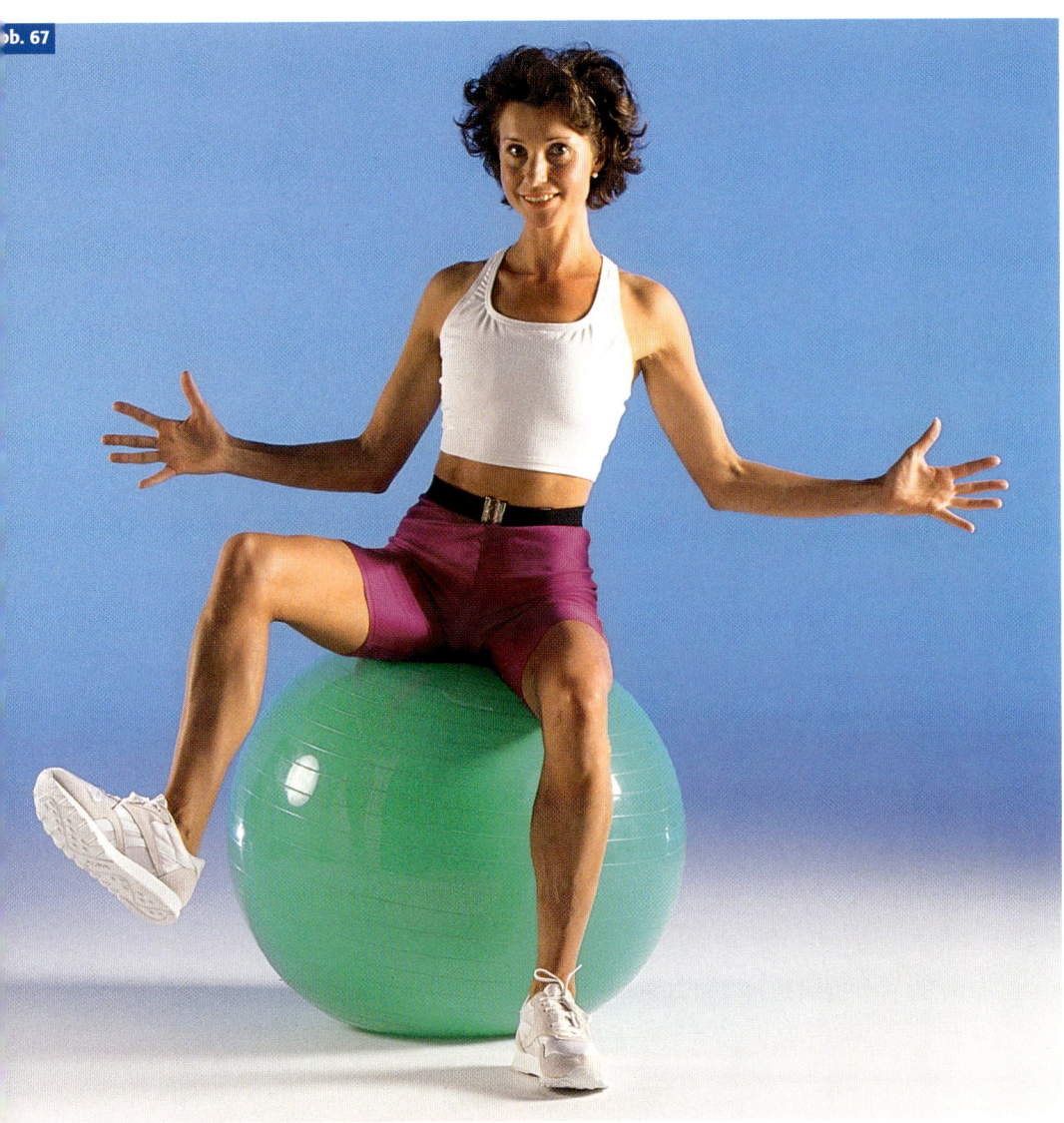

Abb. 67

Ellenbogen gebeugt, die Handflächen
zeigen nach vorne. Achten Sie wieder
auf die korrekte Beinachse (siehe
»Aufsteher«).

Variation:

Auf der Stelle laufen, wobei ein schnel-
ler Wechsel der Standbeine stattfindet.

Fehler:

Der Oberkörper befindet sich durch
Ausweichbewegungen bei unzureichen-
der Balance nicht in rückengerechter
Stellung.
Die Beinachse kann nicht gehalten wer-
den, es kommt zu einer X-Bein-Stellung.

»Ferse–Fußspitze«

Ausgangsstellung:
Sie nehmen wieder den aufrechten Sitz ein (siehe Abb. 64 auf S. 56).

Durchführung und Endstellung:
Der Oberkörper wird leicht nach vorne gelegt, wobei sich der Druck auf die Füße erhöht. Nun heben Sie die Vorfüße an, sodass Sie nur noch Fersenkontakt haben (Abb. 68). Dabei rollen Sie ein wenig zurück. Anschließend rollen Sie wieder vor und heben die Fersen (Abb. 69).

Variation:
Ändern Sie das Bewegungstempo und legen Sie den Oberkörper weiter nach vorne, sodass sich der Druck auf die Füße noch mehr erhöht.

Fehler:
Sie beugen den Rücken, wenn der Oberkörper weiter nach vorne gelegt wird.

Abb. 68

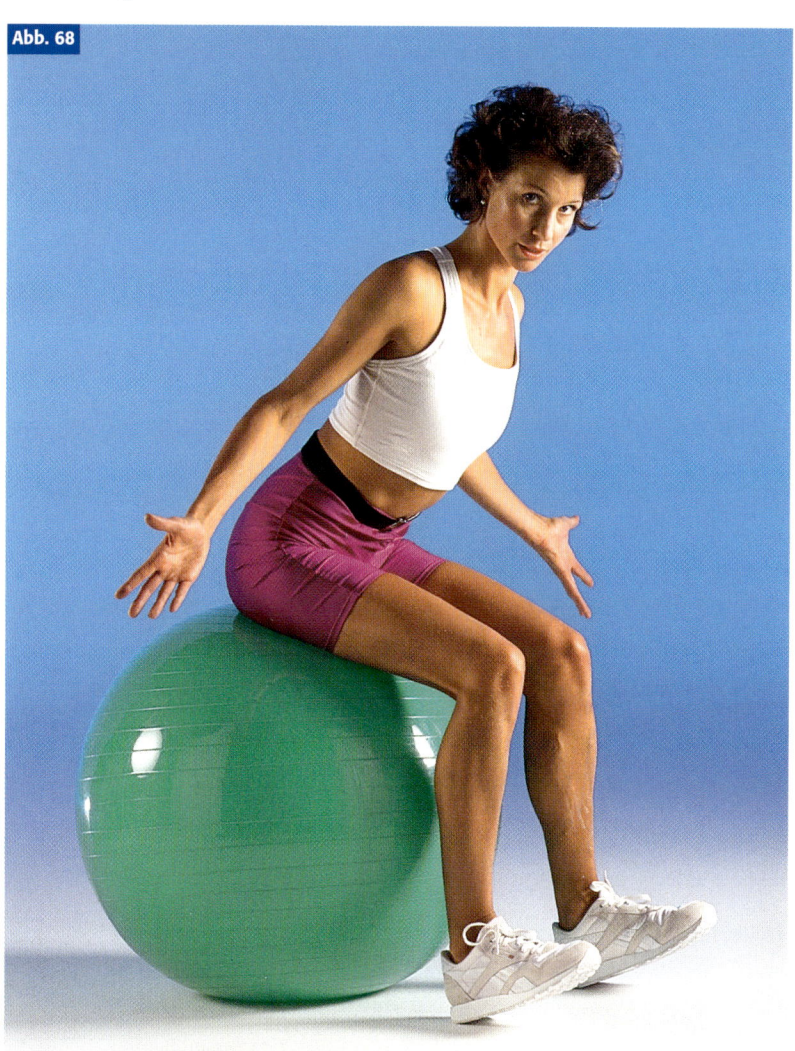

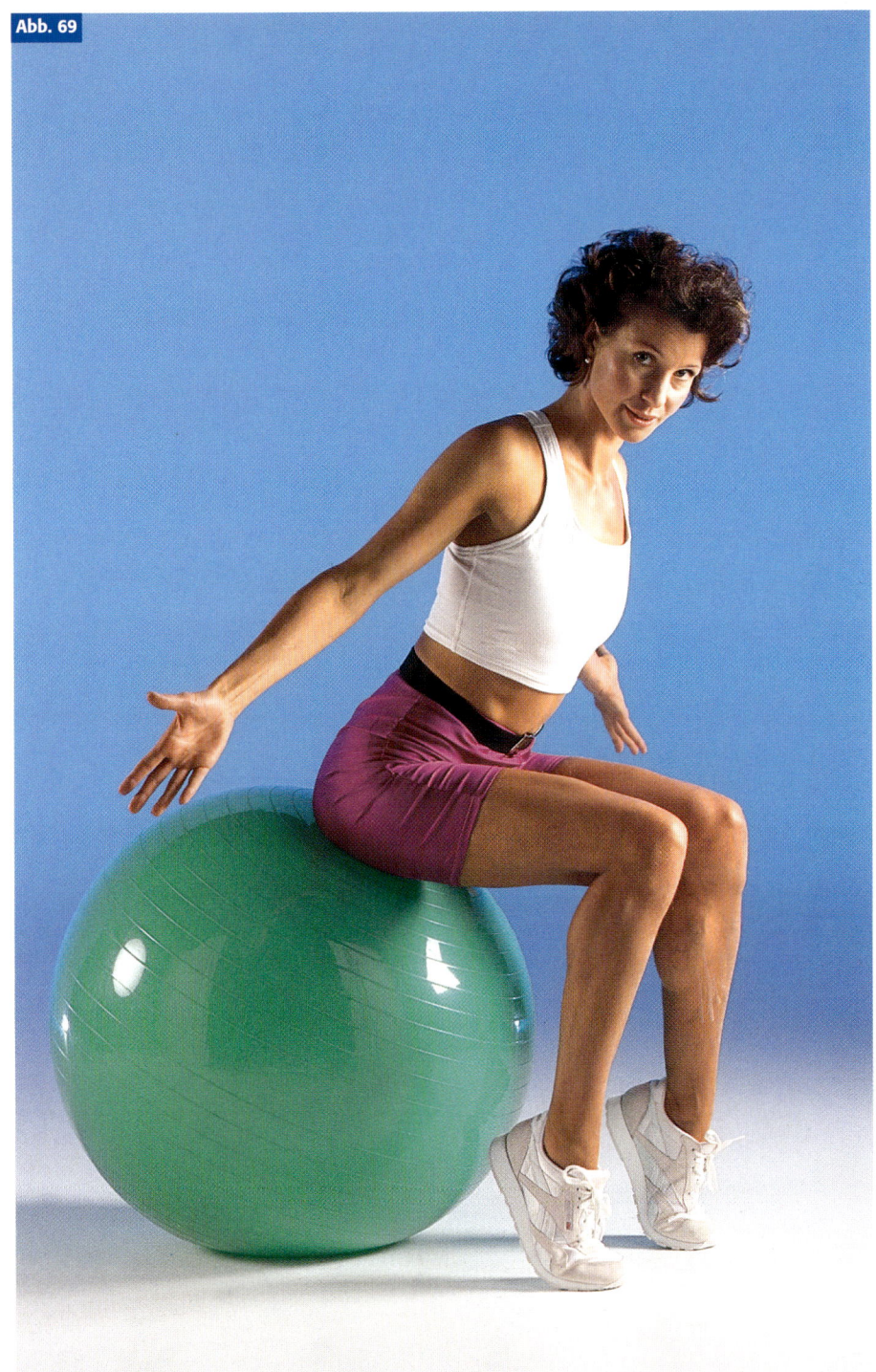

Abb. 69

»Kniebeuger«

Ausgangsstellung:
Sie liegen auf dem Rücken, ihre Füße befinden sich auf dem Ball. Die Arme halten Sie entspannt neben dem Körper oder hinter dem Kopf verschränkt.

Durchführung und Endstellung:
Heben Sie Ihr Gesäß an (siehe unter Brücke A, S. 36/37) und halten Sie mit leicht gebeugten Knien die Muskelspannung. Nun rollen Sie den Ball zum Körper hin (Abb. 70) und wieder von ihm weg (Abb. 71). Die Knie werden dabei gebeugt und gestreckt, wobei der hintere Oberschenkel angespannt ist.

Variation:
Sie rollen nur mit einem Bein vor und zurück, das andere bleibt angezogen – dafür benötigen Sie viel Übung!

Fehler:
Die Knie sind zu stark gestreckt bzw. überstreckt.

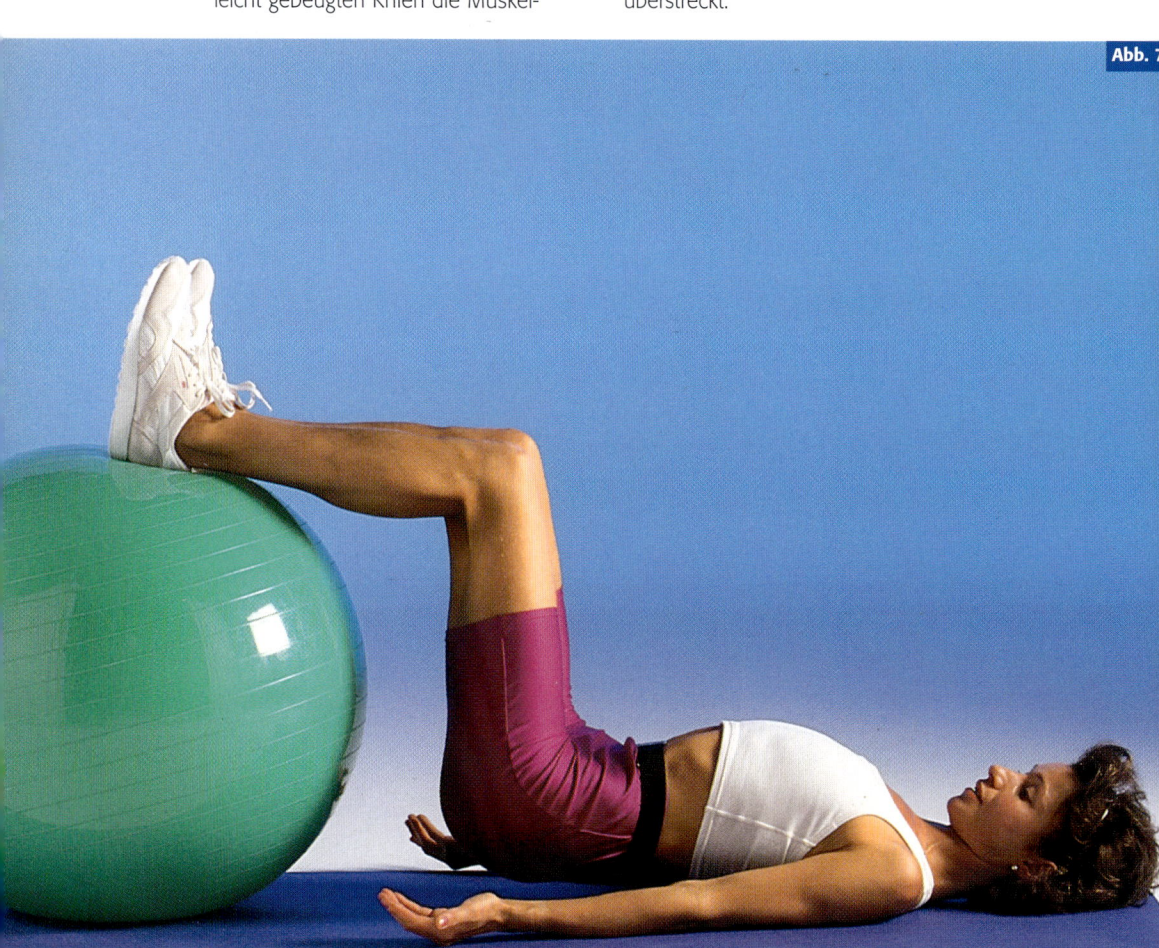

Abb. 7

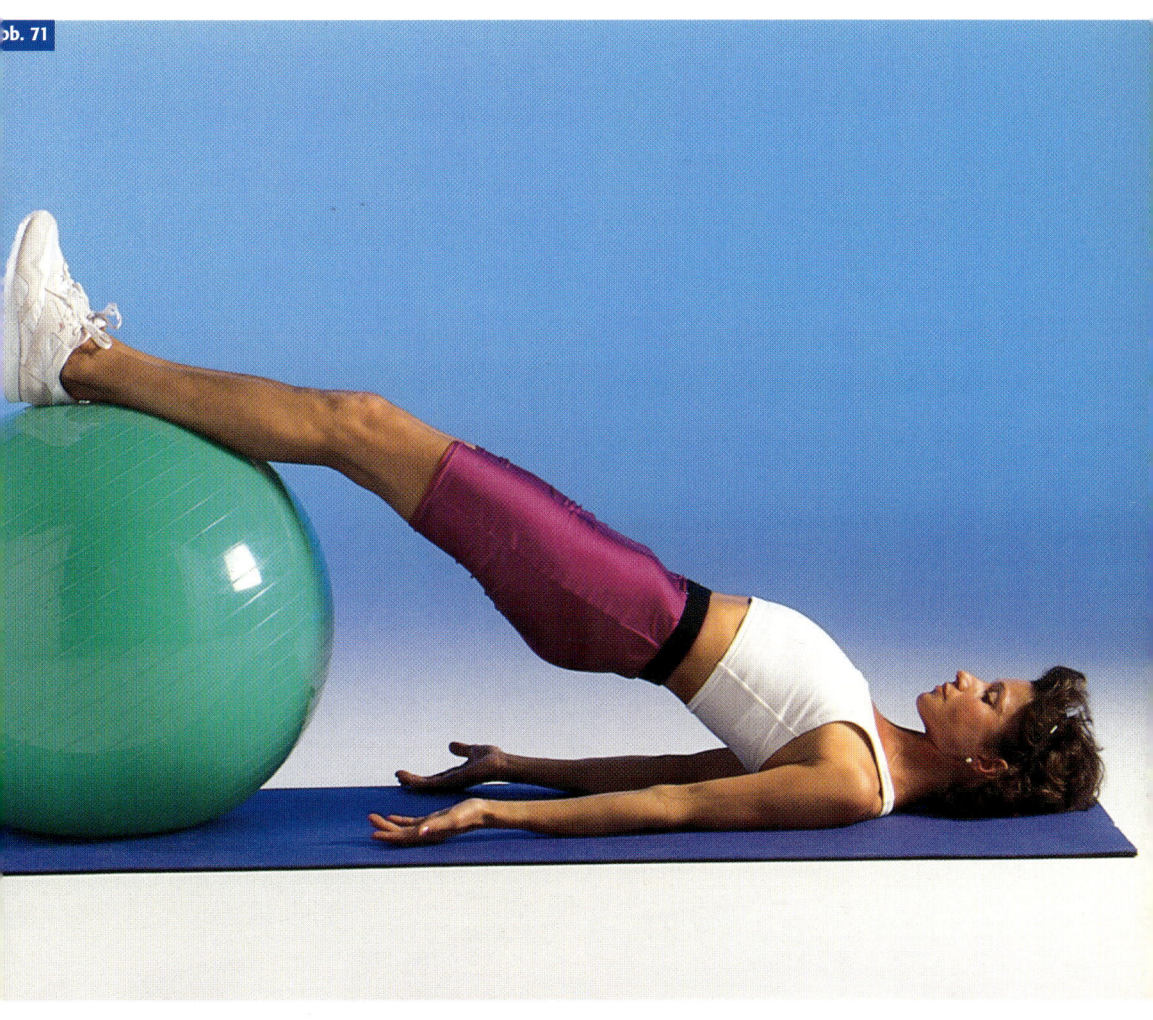

Die Mobilisation

Mobilisationsübungen dienen in erster Linie der Erhaltung der Gelenkbeweglichkeit und der Förderung des Gelenkstoffwechsels. Daher eignen sie sich auch als ideale Aufwärmung und Vorbereitung für die Dehnungs- und Kräftigungsübungen.

Mobilisierende Übungen sollten immer sehr bewusst durchgeführt werden, da sie ein deutliches Körpergefühl vermitteln können und Bewegungsabläufe erlernt werden. Beginnen Sie immer mit kleinen Bewegungsausschlägen und vergrößern Sie sie erst allmählich.

Sie benötigen ca. drei bis fünf Minuten für jede Übung, wobei Sie in der Übungsabfolge und der Übungsanzahl stets variieren sollten.

Mobilisationsübungen

»Scheibenwischer«

Nehmen Sie mit dem Ball die Stufenlagerung ein (legen Sie sich ein Lenden-

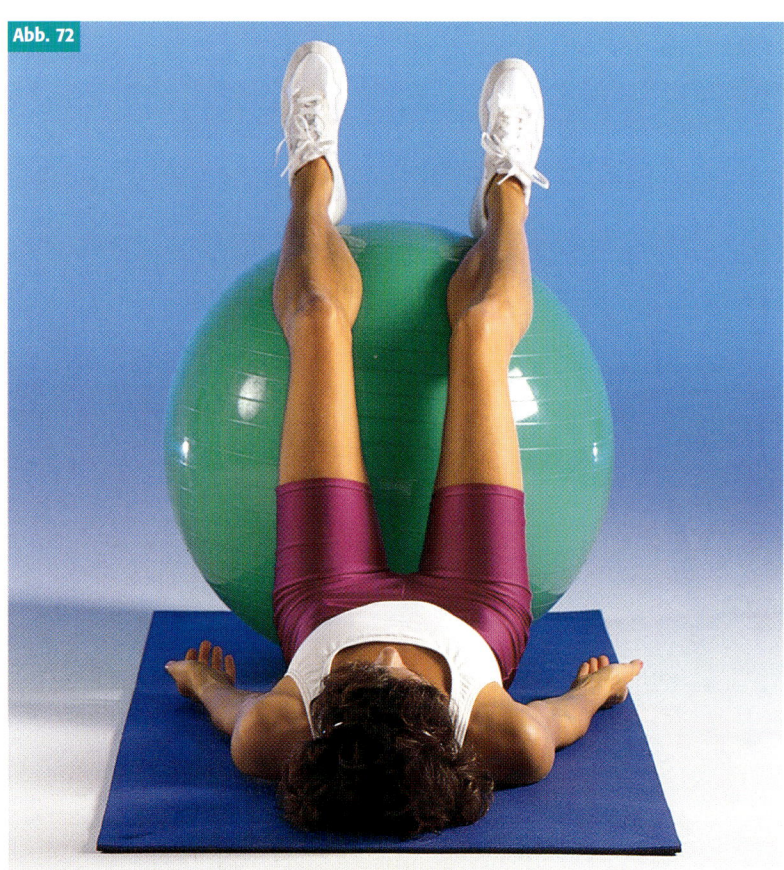

Abb. 72

kissen, ein zusammengerolltes Handtuch o. Ä. unter die Lendenwirbelsäule) und rotieren Sie mit geringem Bewegungsausmaß zu beiden Seiten (Abb. 72–74). Rollen Sie nicht zu weit zu einer Seite, da die Spannung in der Bauch- und Brustmuskulatur sonst zu groß wird.

Abb. 73

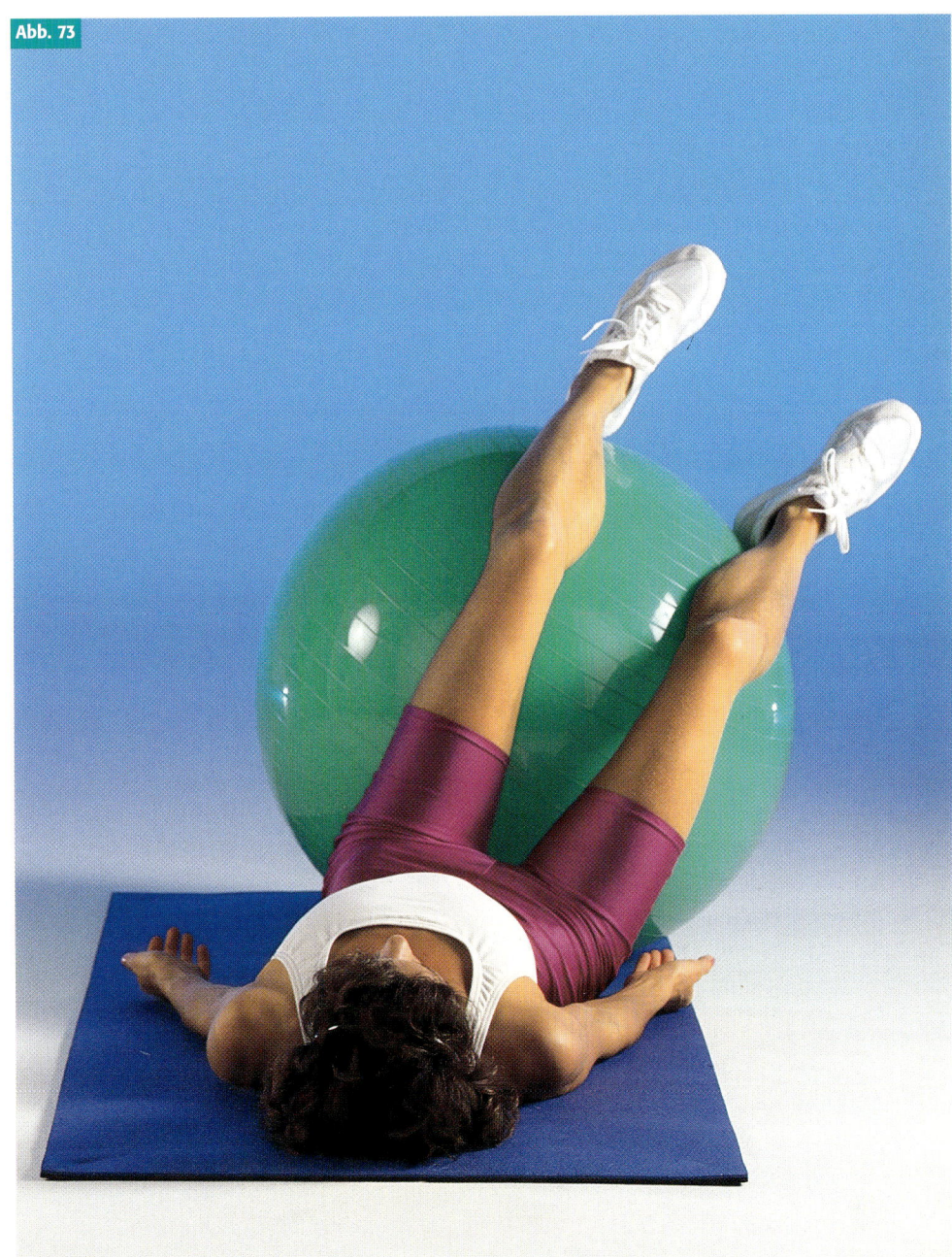

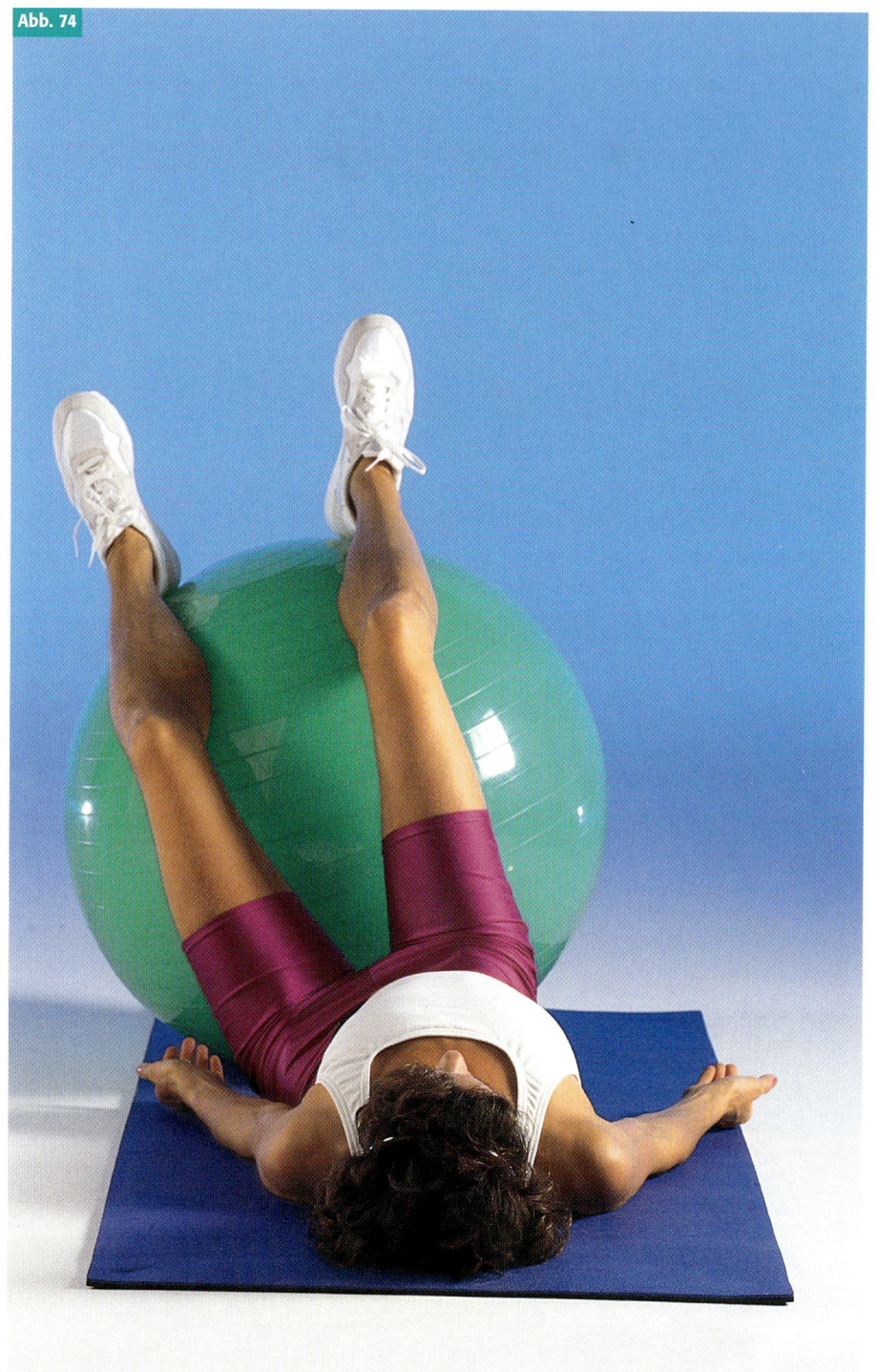

Abb. 74

Seitbewegung

Sie sitzen entspannt auf dem Ball, halten den Rücken aufrecht und haben wenig Druck unter der Fußsohle. Legen Sie Ihre Hände locker auf die Oberschenkel. Nun rollen Sie langsam zur Seite, abwechselnd nach rechts und links (Abb. 75, 76). Die Knie bewegen sich ein wenig mit, und zwar in Rollrichtung des Balles. Dabei erhöhen Sie aber den Druck unter der Fußsohle nicht. Achten Sie darauf, dass Sie im Oberkörper nicht rotieren, sondern ausschließlich eine Seitbewegung in der Lendenwirbelsäule hervorrufen.

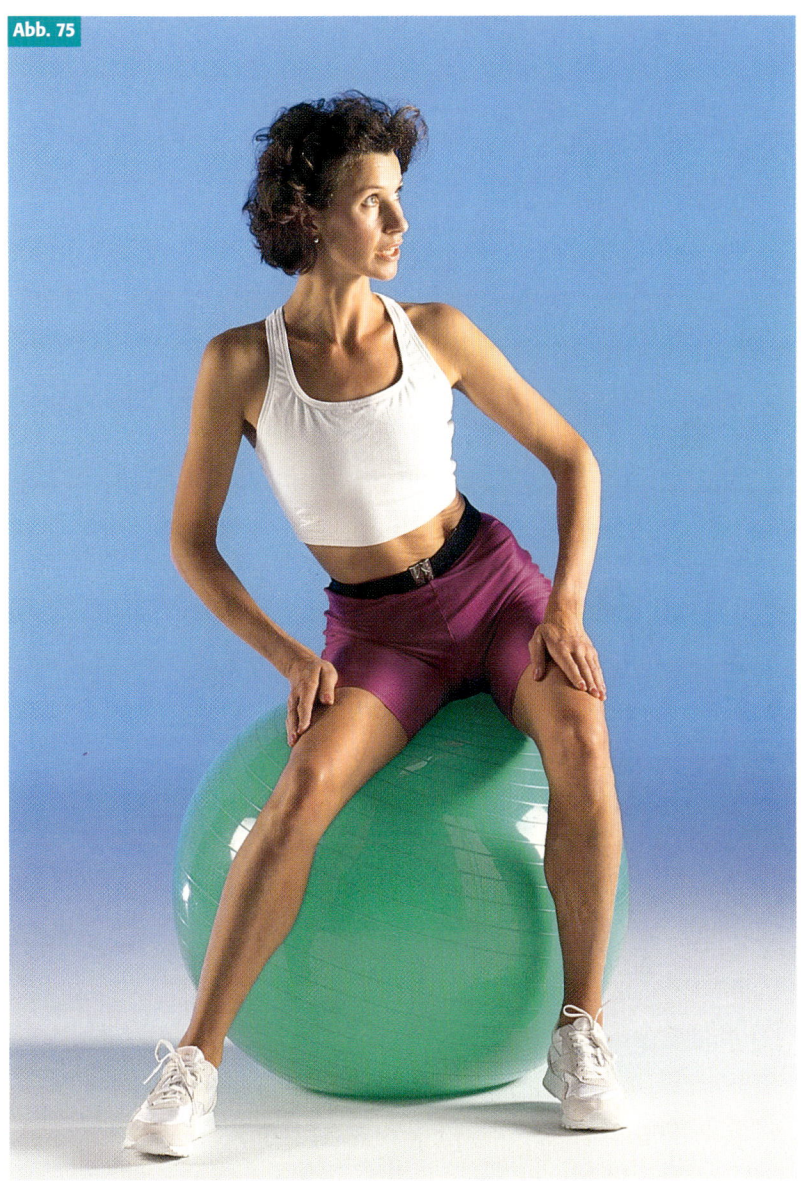

Abb. 75

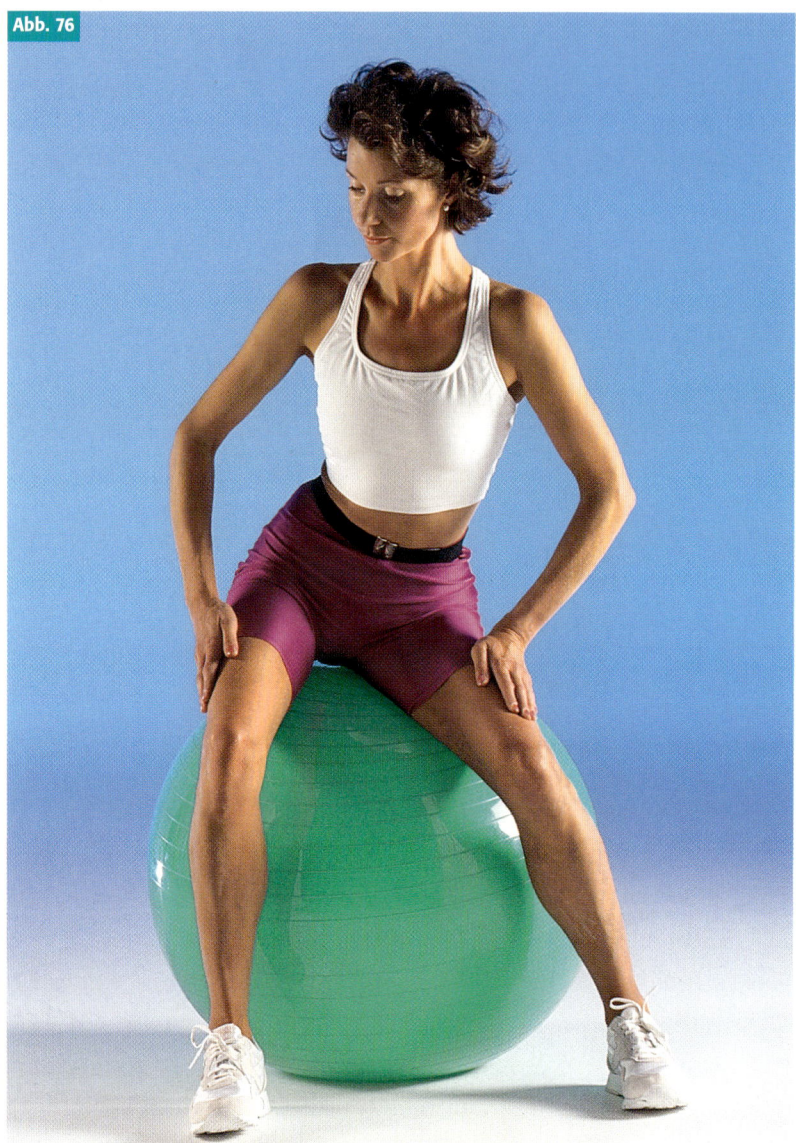

Abb. 76

Brustwirbelsäulen-streckung

Setzen Sie sich auf den Ball und gehen Sie mit kleinen Schritten langsam nach vorne. Der Ball rollt in die gleiche Richtung (Abb. 77). Wandern Sie mit dem

Gesäß am Ball herunter, sodass Sie sich mit dem Rücken gegen den Ball lehnen können (Abb. 78). Die Hände stützen den Kopf, die Ellenbogen zeigen nach vorne oder zur Seite. Sie drücken mit dem Rücken gegen den Ball, wobei die Knie stark gebeugt sind

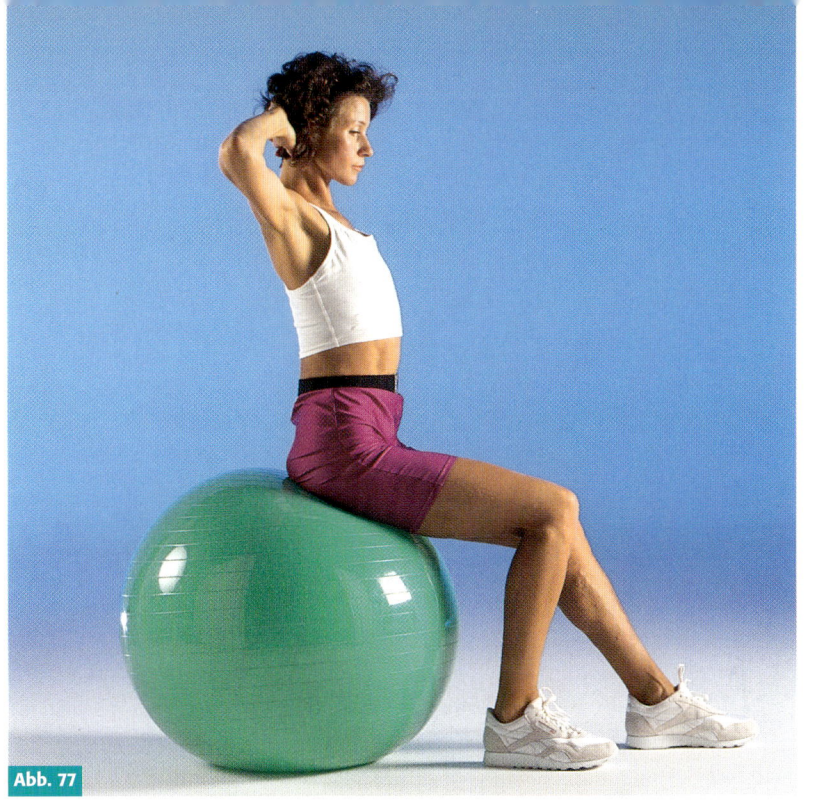

Abb. 77

Abb. 78

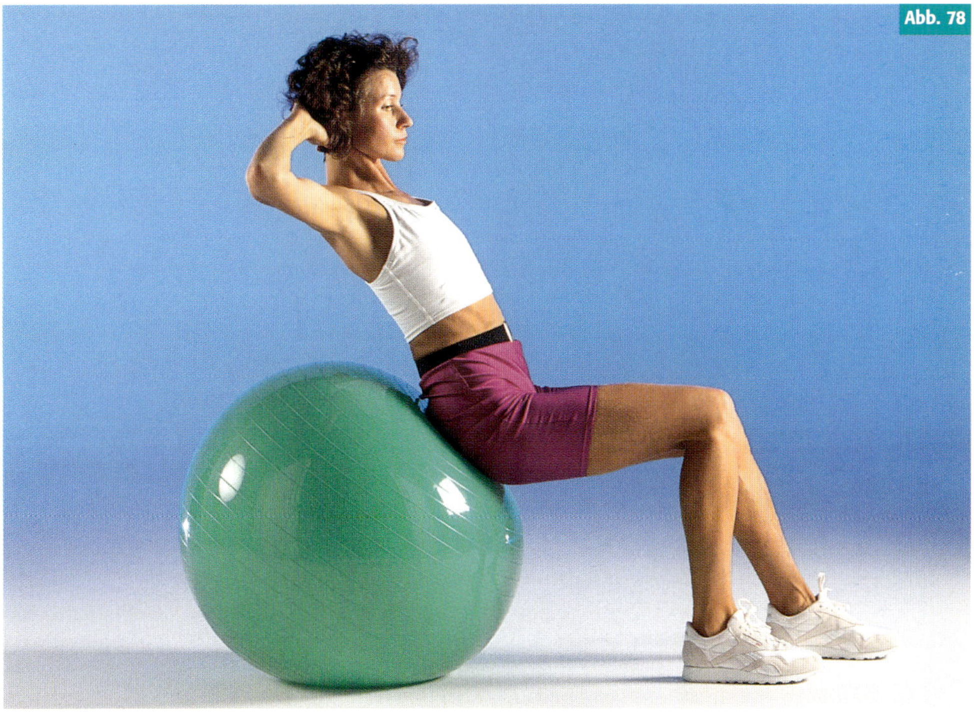

und das Gesäß fast den Boden berührt (Abb. 79). In dieser Position strecken Sie vornehmlich die obere Brustwirbelsäule.

Wenn Sie sich nun weiter über den Ball legen, indem Sie sich mit den Beinen hochdrücken, wird die mittlere Brustwirbelsäule gestreckt. Rollen Sie noch weiter zurück und strecken jetzt Ihre Arme nach hinten, so mobilisieren Sie die untere Brustwirbelsäule. In dieser Stellung sind die Knie gestreckt (Abb. 80).

Die Grenzen der verschiedenen Brustwirbelsäulenabschnitte sind fließend, daher sollten Sie mit der angelehnten Stellung beginnen und allmählich so weit nach hinten rollen, wie es Ihnen schmerzfrei möglich ist. Verändern Sie öfter Ihre Lage und verharren Sie nicht zu lange in einer Position. Führen Sie die Übung langsam und kontrolliert durch.

Da der Ball sehr leicht wegrollt, empfiehlt es sich bei Ungeübten, mit einem Partner zu trainieren, der Hilfestellung leistet. Die Hilfe besteht darin, dass der Partner vornübergebeugt daneben steht und den Übenden leicht an den Beckenkämmen (in der Taille) festhält, ohne dass das Rollen des Balles behindert wird.

Abb. 79

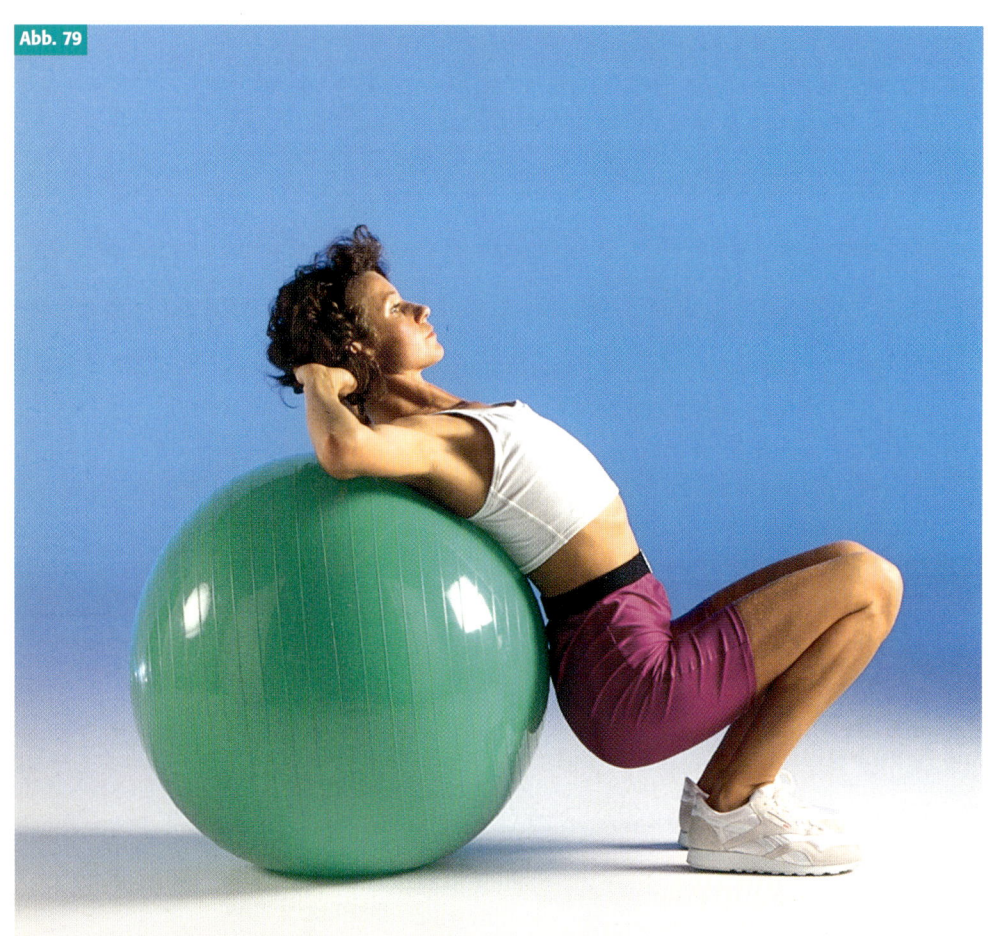

Diese Übung ist ideal nach langem Sitzen, da sie nicht nur die Brustwirbelsäule mobilisiert, sondern auch die Brust- und Bauchmuskulatur dehnt.

Abb. 80

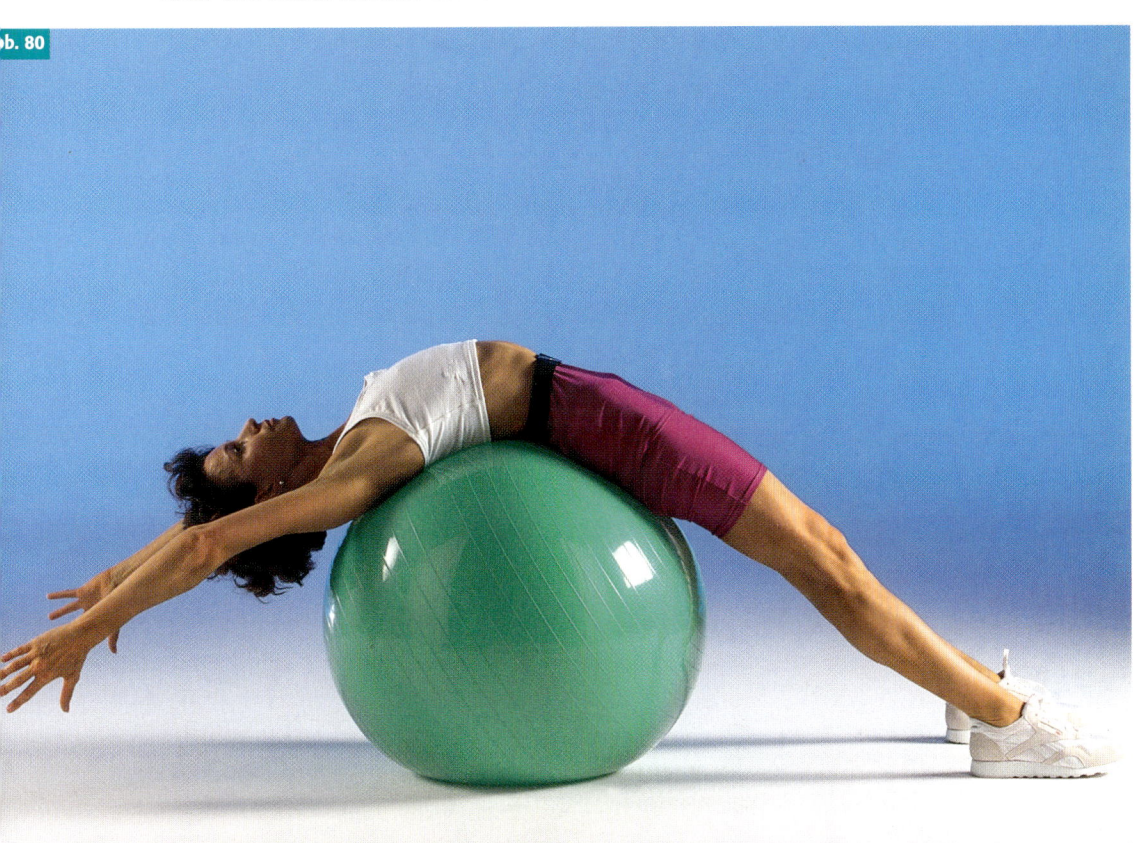

Beckenkippung

Legen Sie sich auf den Rücken, die Füße befinden sich auf dem Ball. Nun rollen Sie den Ball an den Körper heran, sodass der Rücken rund wird; das Becken kippt nach hinten und die Lendenwirbelsäule bewegt sich Richtung Boden (Abb. 81). Umgekehrt kippt das Becken nach vorne und die Lendenwirbelsäule hebt sich vom Boden ab (Abb. 82), wenn die Beine wieder nach vorne gestreckt werden.

Damit Sie die Kippung des Beckens bewusster wahrnehmen, können Sie mit beiden Händen Ihre Beckenkämme umfassen.
Gelingt Ihnen die Beckenkippung im Liegen, so üben Sie dieselbe Bewegung im aufrechten Sitz. In der aufrechten Position neigt man dazu, den gesamten Oberkörper mit zu bewegen. Vermeiden Sie jedoch diese Zusatzbewegung und kontrollieren Sie sich vor einem Spiegel oder durch einen Partner.

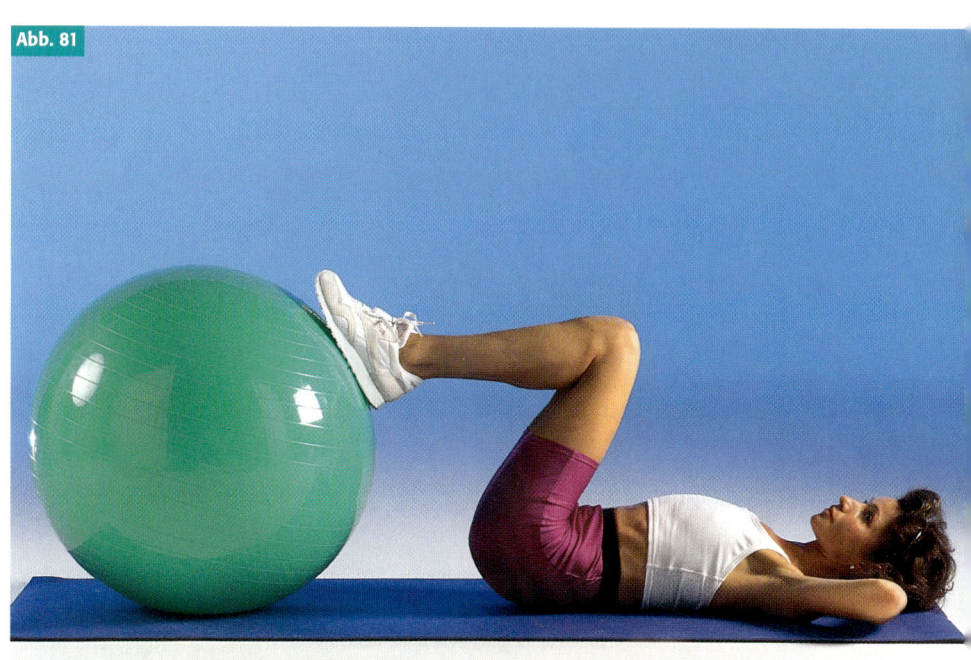

Abb. 81

Abb. 82

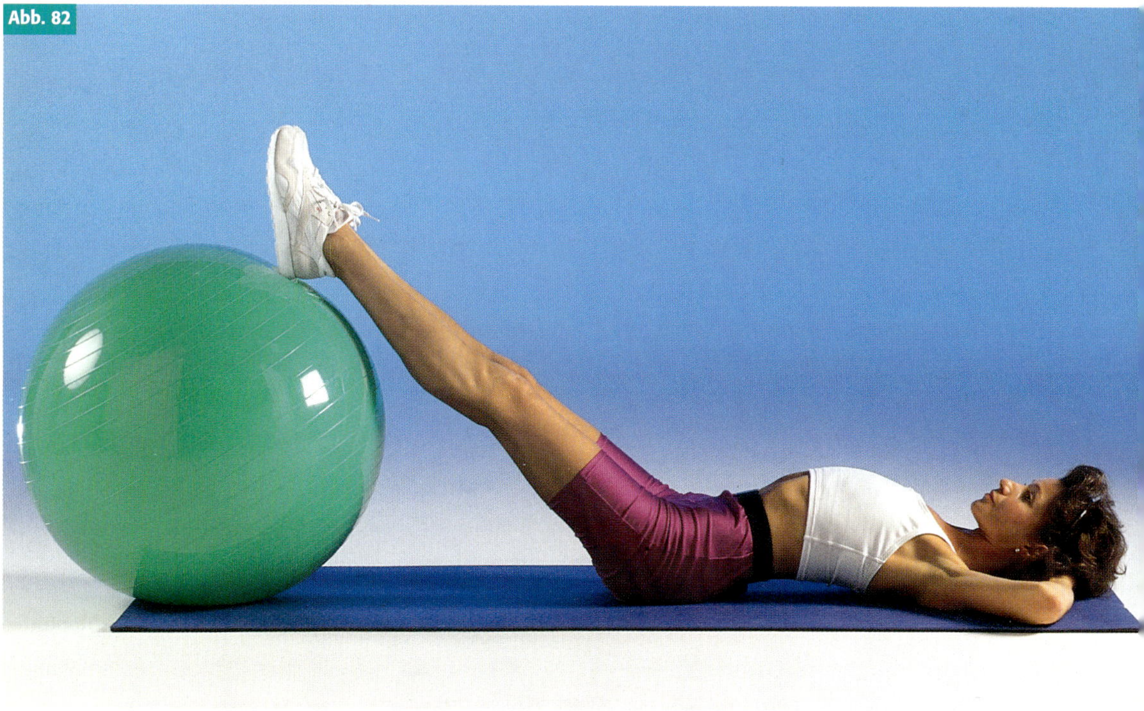

Übungen für Kinder

Der Physioball ist ein sehr gut geeignetes Übungsgerät für Kinder, das Spiel und Sport sinnvoll miteinander verbindet. Die Kinder sollten zunächst spielerisch an die Übungen herangeführt werden. Wichtig ist, dass Kinder zunächst mit den Eltern, Erziehern oder älteren Geschwistern gemeinsam einige Übungsmöglichkeiten ausprobieren. Dabei werden sie schnell eigene Ideen entwickeln, neue Spiele und Übungen mit dem Physioball »erfinden«.

Geeignet ist der Physioball etwa ab dem fünften Lebensjahr: Dann sind beim Kind die motorischen Voraussetzungen erfüllt, die Gleichgewicht und Koordination ermöglichen. Kleinere Kinder sollten den Physioball nur rollen oder besser mit einem Hüpfball mit Haltegriffen spielen.

Intensive Übungen mit dem Ziel der Muskelkräftigung sind für Kinder ungeeignet. Empfehlenswert sind jedoch leichte Kräftigungsübungen im Sinne einer Haltungsschulung. Darüber hinaus dienen die im Folgenden beschriebenen Kinderübungen dem Erlernen neuer Bewegungen sowie der Förderung von Gleichgewicht und Körperwahrnehmung.

Die richtige Ballgröße ist selbstverständlich zu beachten (siehe Tabelle »Ballgrößen« auf S. 15). Die Übungen mit dem Physioball sind für zu Hause, für die Schule oder die Vorschule geeignet. Besonders viel Spaß machen den Kindern Übungen und Spiele in der Gruppe.

Übungen zum Entspannen

Faulenzen

Das Kind liegt auf dem Rücken, die Füße und Unterschenkel ruhen auf dem Physioball. Die Übung entspricht der Entspannung in Stufenlage für Erwachsene (siehe Abb. 25, S. 29).

Zuhören

Das Kind liegt bäuchlings über dem Ball. Die Beine sind angewinkelt, die Oberschenkel halten leicht den Ball. Die Arme können auf dem Ball abgestützt werden oder locker nach vorn hängen (siehe Abb. 24, S. 28).

Strecken

Das Kind liegt rücklings über dem Ball. Die Füße sind locker auf den Fußboden gestellt, etwas nach rechts und links abgespreizt; hält man das Kind an den Knien, erleichtert man ihm, die Balance zu halten (Abb. 83). Die Arme können zunächst neben dem Körper liegen, bei guter Haltestabilität auch, wie in Abb. 84, hinter den Kopf genommen werden (Gleichgewicht beachten!).

Abb. 83

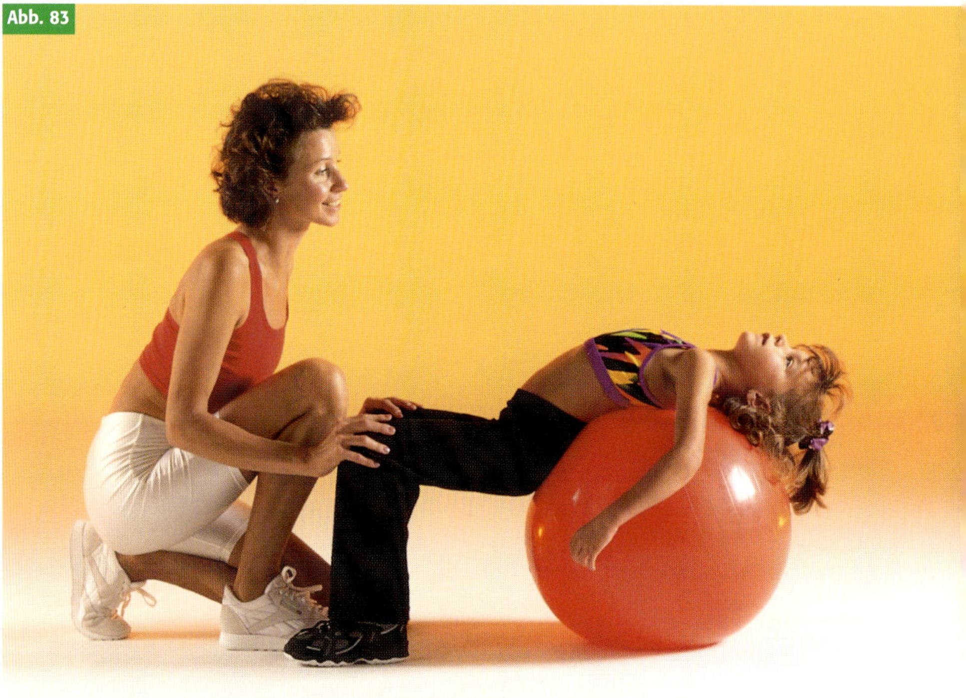

Abb. 84

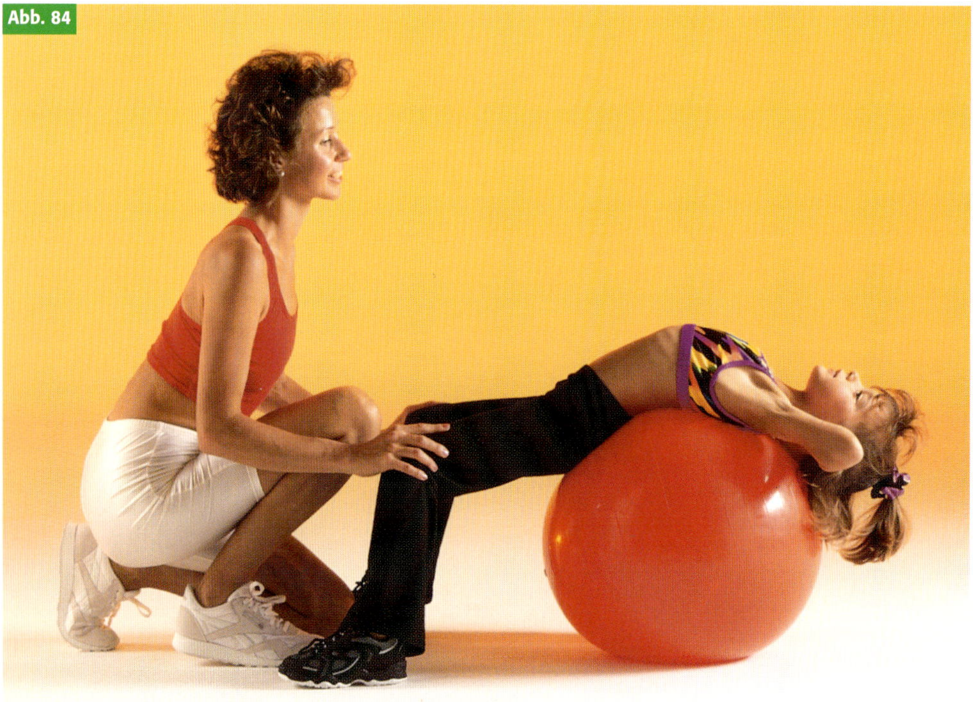

Übungen im Sitz

Sitzen

Das Kind sitzt auf dem Ball. Die Füße sind fest am Boden abgestellt, rechts und links leicht abgespreizt, damit genügend Halt besteht (Abb. 85). So kann man auch ideal am Tisch oder Schreibtisch sitzen. Dann liegen die Arme auf dem Tisch, sonst hängen sie locker neben dem Körper.

Aufwachen

Ist man richtig müde geworden vom vielen Sitzen, ist die Sitzhaltung (siehe links und die Abb. unten) Ausgangspunkt, um sich kräftig zu räkeln und zu strecken – auch Gähnen ist erlaubt. Die Arme werden in alle Richtungen gestreckt, ebenso abwechselnd die Beine (auf sicheren Halt achten!).

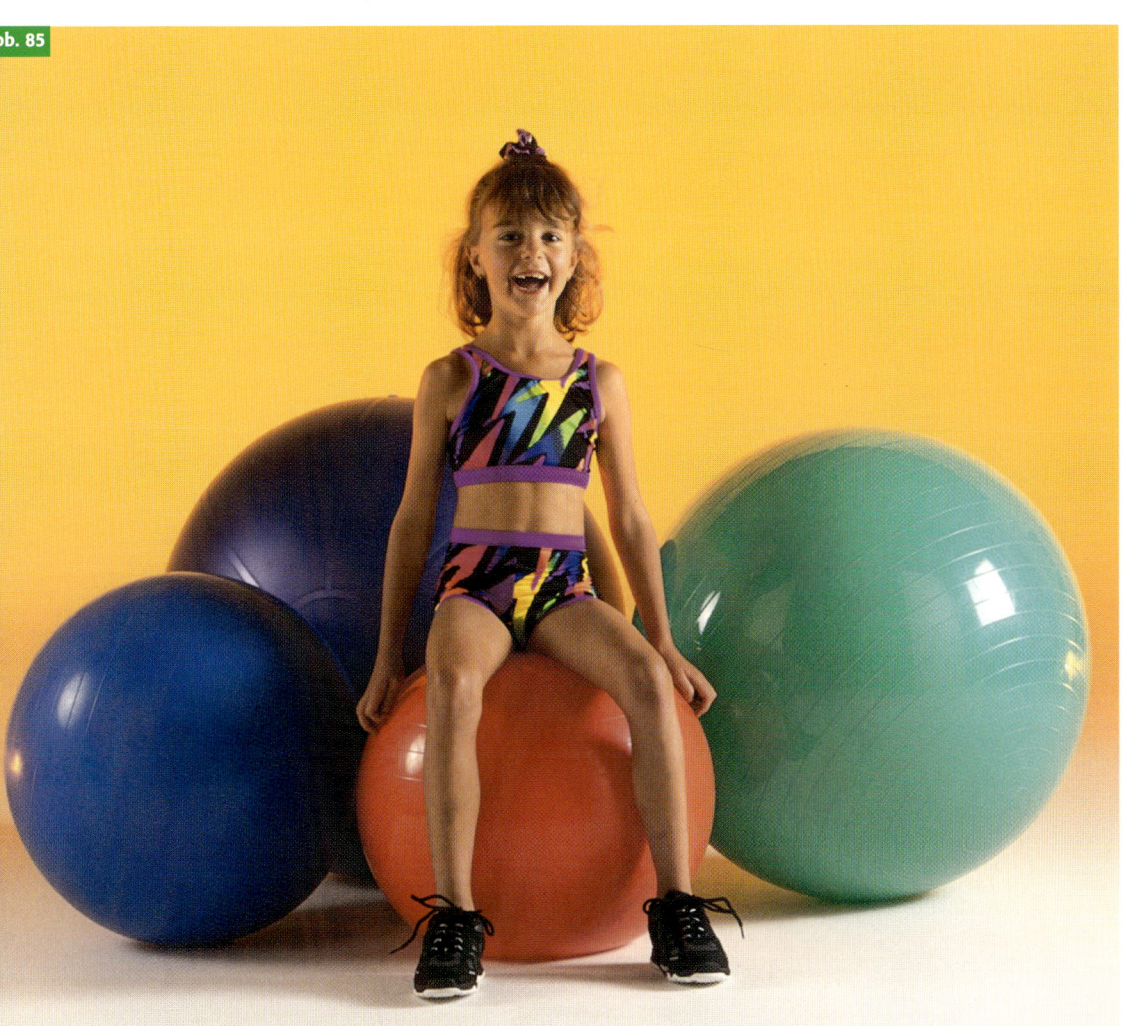

Abb. 85

Tanzen

Das Kind sitzt auf dem Physioball und verlagert das Gewicht abwechselnd nach rechts und links, von einem Bein auf das andere (Abb. 86, 87). Dadurch kommt ein Seitwärtsrollen des Balles zustande. Eine musikalische Begleitung ist bei dieser Übung sehr sinnvoll.

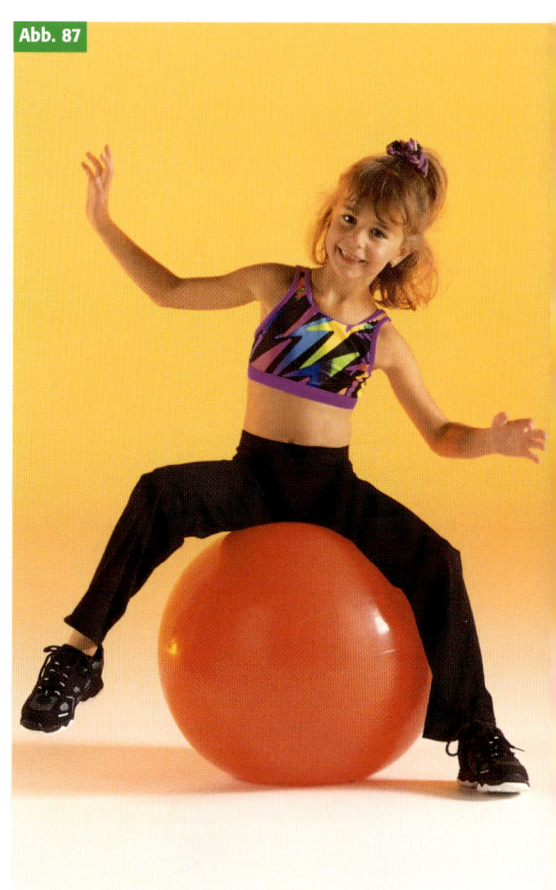

Abb. 87

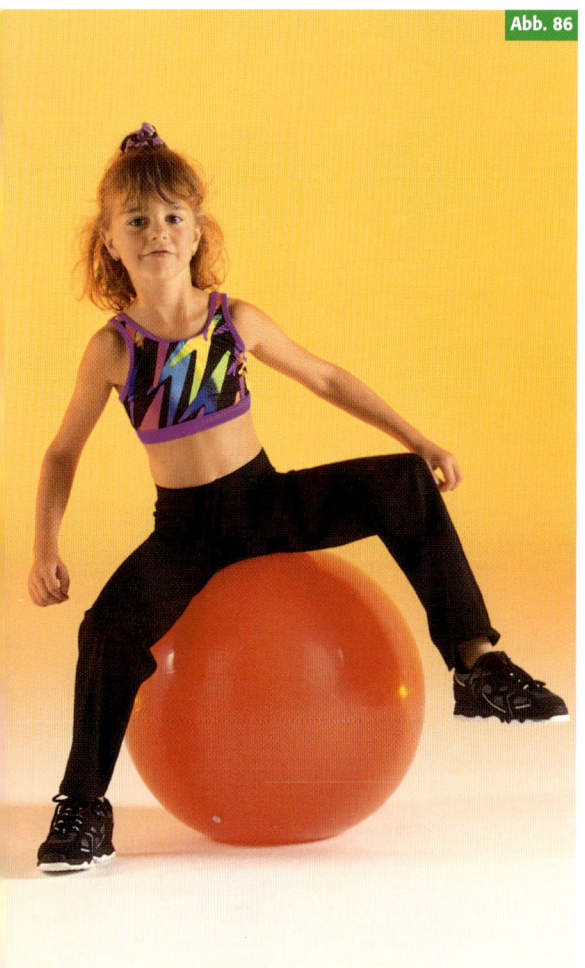

Abb. 86

Schweben

Diese Übung ist etwas schwieriger und erfordert viel Gleichgewichtsgefühl. Das Kind sitzt auf dem Ball und versucht, beide Beine gleichzeitig vom Boden zu heben, sodass ein Schwebesitz entsteht. Vorsichtig, der Ball rollt schnell weg! Zu Beginn ist es besser bzw. meist auch notwendig, wenn das Kind an den Händen (Abb. 88) oder an den Füßen (Abb. 89) festgehalten wird. Bei Kindern dauert es meist nicht lange, bis sie auf dem Ball »schweben« können.

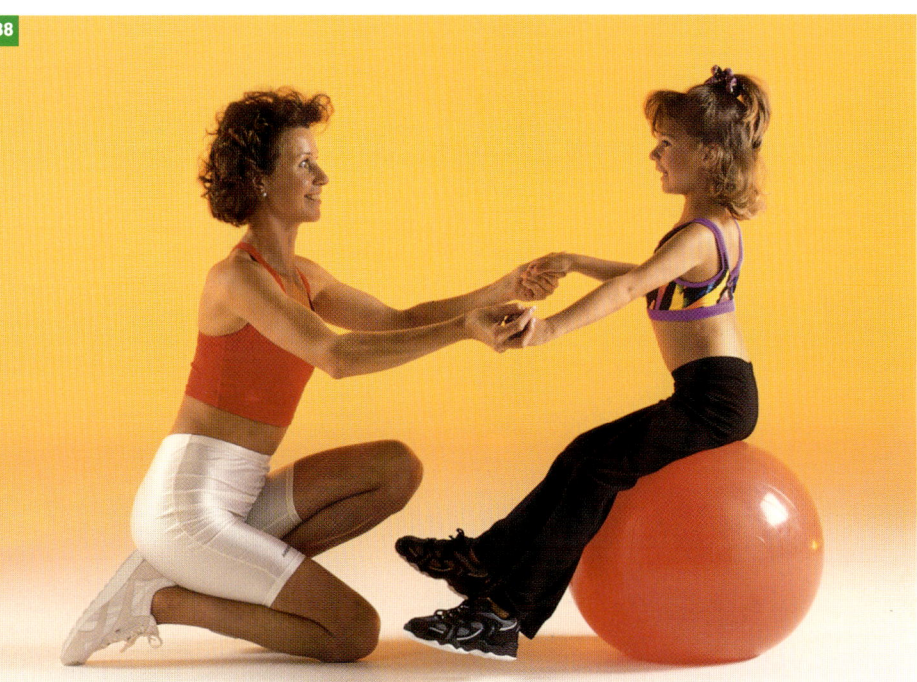

Abb. 88

Abb. 89

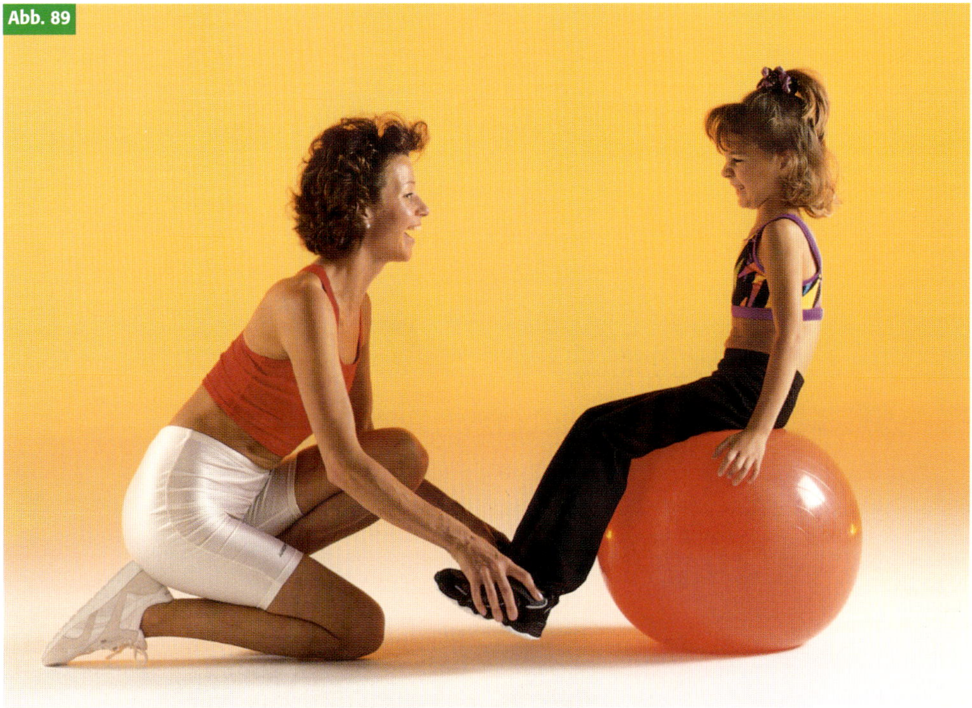

Übungen in Bewegung

Nun wird es Zeit für etwas Bewegung. Bitte beachten Sie, dass der Raum genügend Platz für diese Übungen bieten muss.

Flieger

Das Kind liegt bäuchlings über dem Ball. Die Beine können angewinkelt oder gestreckt sein, wobei die Füße gegen eine Wand gestellt oder von einem Partner festgehalten werden (siehe Abb. 31 auf S. 34). Die Arme werden wechselseitig angehoben und – in einer Ebene mit dem Kopf – neben den Ohren nach vorne gestreckt.

Krabbeln

Wieder liegt das Kind bäuchlings über dem Physioball. Die Arme sollten jetzt eine Stütze sein und seitlich den Boden erreichen. Die Handflächen sollten möglichst sicher aufsetzen (Abb. 90). Das Kind soll nun die Füße vorsichtig vom Fußboden lösen und versuchen, den Ball ein kleines Stück zu rollen (Abb. 91, 92).

Abb. 90

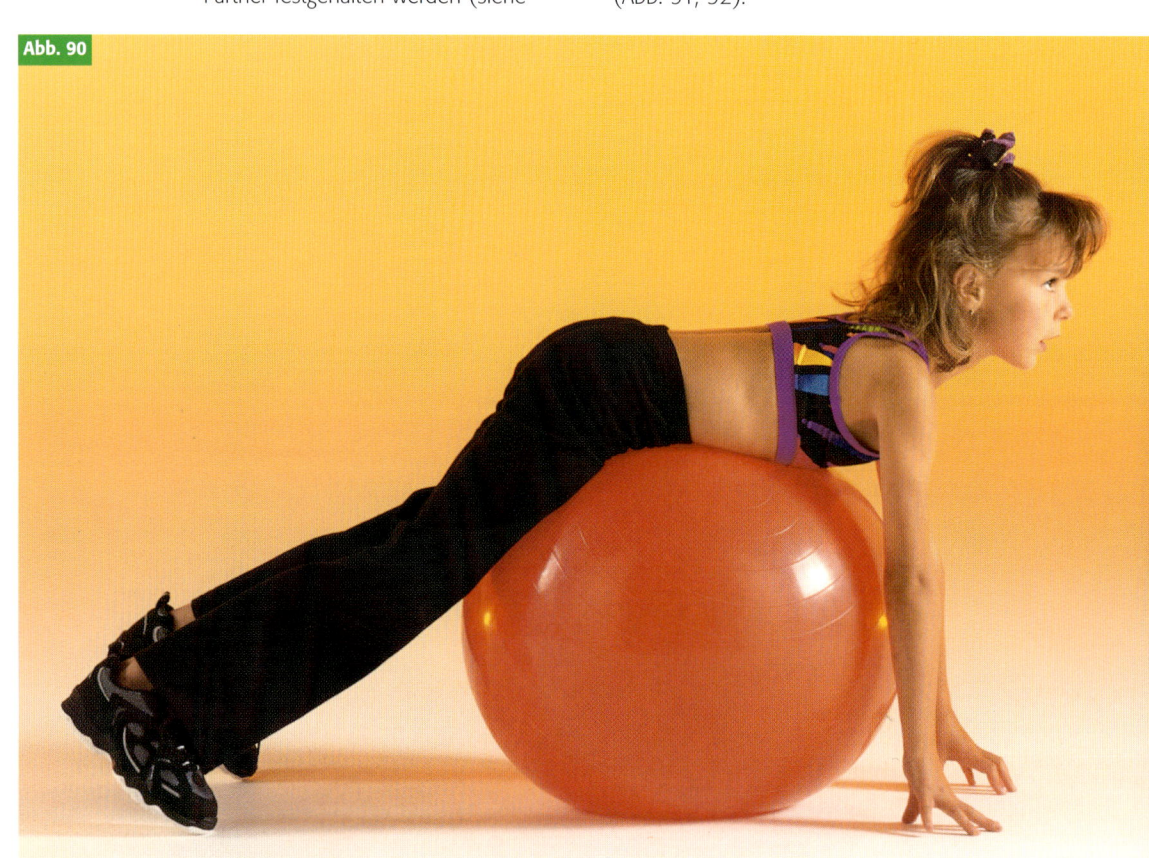

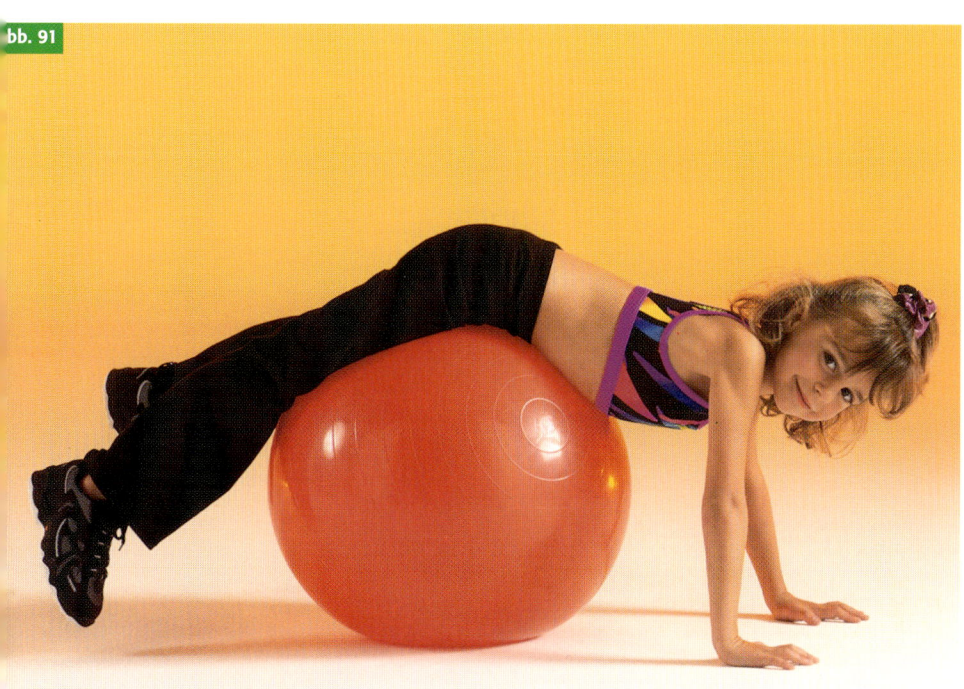

bb. 91

Abb. 92

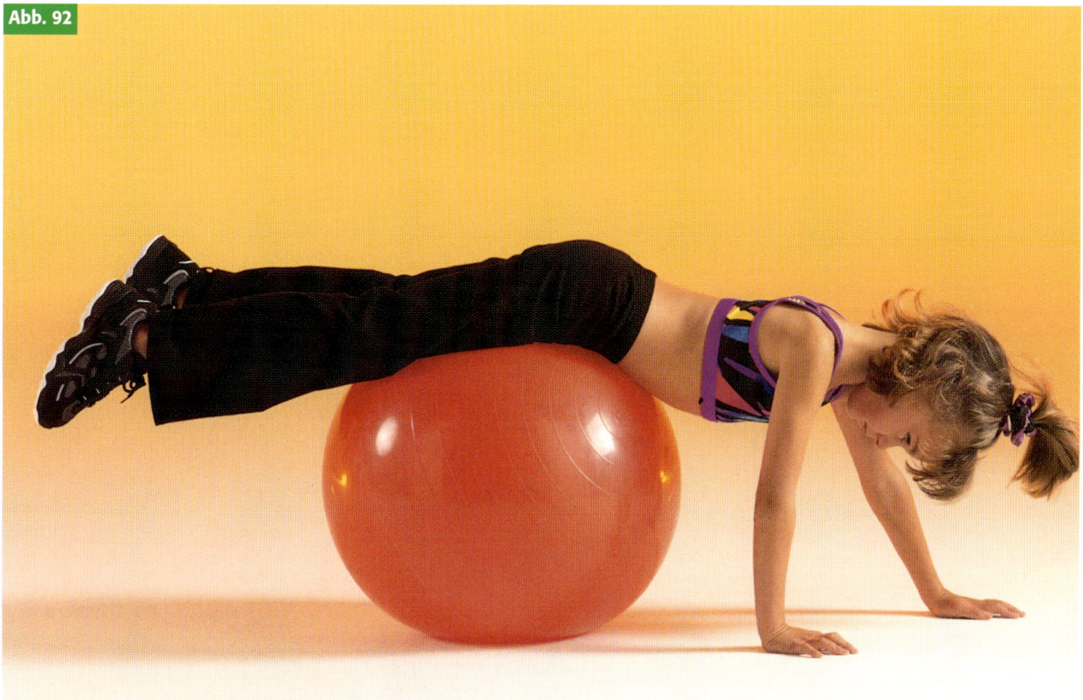

Flieger über Kreuz

Jetzt ist wieder besondere Aufmerksamkeit gefordert. Das Kind liegt bäuchlings auf dem Ball. Diagonal werden je ein Arm und ein Bein angehoben (siehe Abb. 34, S. 36).

Uhrpendel

Das Kind sitzt im Fersensitz vor dem Physioball. Oberkörper, Arme und Kopf ruhen auf dem Ball (Abb. 93). Durch Bewegen des Rumpfes nach rechts und links kommt der Ball in Bewegung (Abb. 94, 95).

> **Die Kombination verschiedener Bewegungsabläufe trainiert die Koordination. In der Gruppe macht Kindern das Üben besonders viel Spaß.**

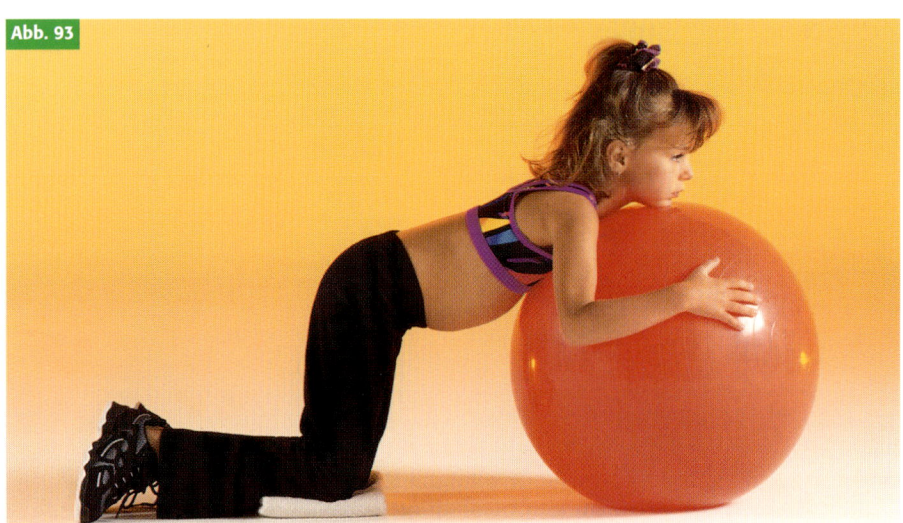

Abb. 93

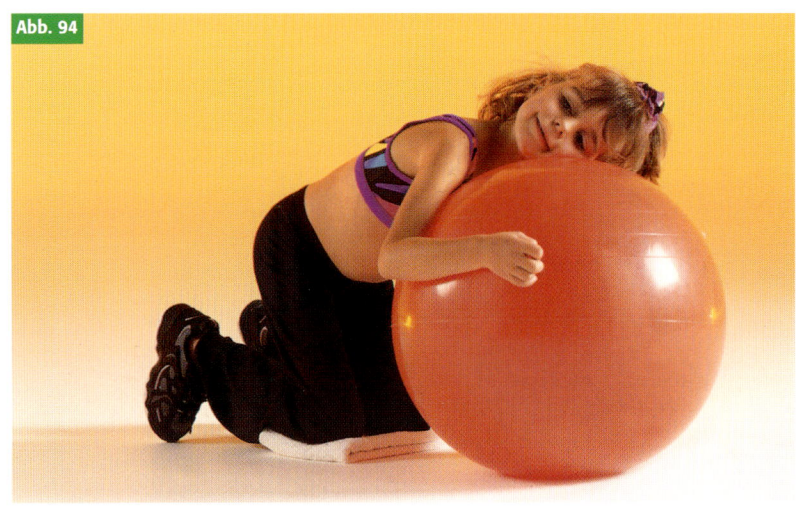

Abb. 94

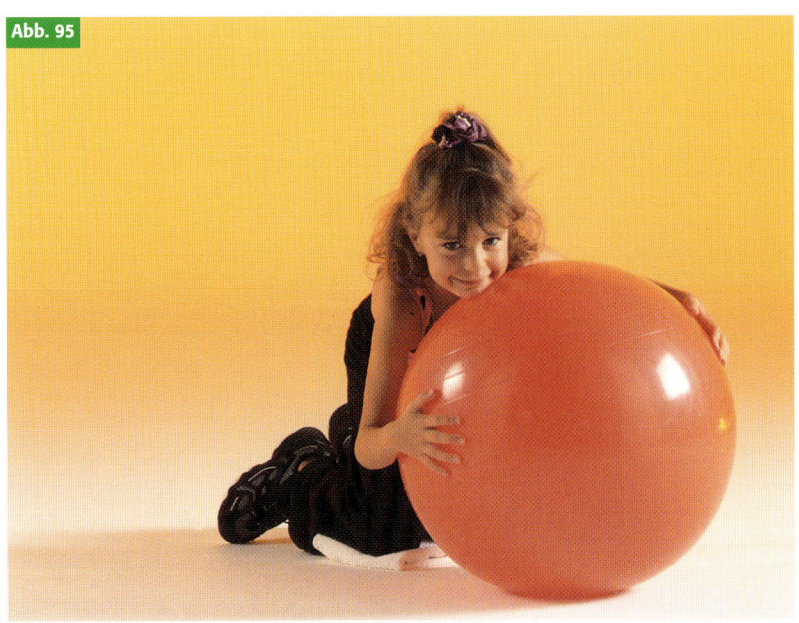

Abb. 95

Luftballon hochhalten

Das Kind versucht, nur mit den Händen, dem Kopf, den Füßen oder mit allem einen Luftballon hochzuhalten. Ein Wettkampf mit anderen Kindern oder den Eltern wäre denkbar, nach dem Motto: Wer schafft es am längsten, den Luftballon in der Luft zu halten, ohne vom Ball aufzustehen?

Ballreise

Die Kinder stehen im Kreis; der Physioball wird über dem Kopf gehalten und durch Neigen zur Seite an den Nachbarn weitergegeben. Als weitere Variante können sich zwei – relativ gleich große – Kinder Rücken an Rücken stellen und sich gegenseitig den Ball über den Kopf weitergeben. Bei mehreren Kindern ist auch eine Staffel möglich, wobei verschiedene Übergabeformen denkbar sind.

Fußball spielen

Mehrere Kinder sitzen im Kreis. Ein Ball (Softball, Fußball o. Ä.) wird mit dem Fuß zum Nachbarn oder zu einem anderen, gegenüber sitzenden Kind gespielt. Eine weitere Möglichkeit ist, ein Kind den Tormann spielen zu lassen, und die anderen schießen den Ball auf das Tor. Diese Übung erfordert eine sehr gute Balance, da die Bewegungen sehr schnell sind.

Handball spielen

Die Kinder sitzen im Kreis. Ein Ball (Softball, Fußball o. Ä.) wird zum Nachbarn oder zu einem anderen, gegenüber sitzenden Kind geworfen. Es ist auch möglich, ein Kind in die Mitte zu stellen, das den Ball erreichen muss. Eltern können ihrem Kind natürlich auch einen Ball zuwerfen.

Revier verteidigen

Die Kinder sitzen im Kreis auf ihren Physiobällen. Ein kleiner Ball (Gymnastikball, Volleyball, Tennisball) wird ins Spiel gebracht. Jeder muss, auf dem Physioball sitzend, sein »Revier« verteidigen und den Ball schnell mit den Füßen zurückschießen. In der Wett-kampfform wird Musik dazu gespielt: Sobald die Musik abgestellt wird, scheidet derjenige aus, bei dem sich der Ball gerade befindet.

Hampelmann

Die Kinder sitzen auf dem Ball. Die Füße sind am Boden und beginnen

Abb. 96

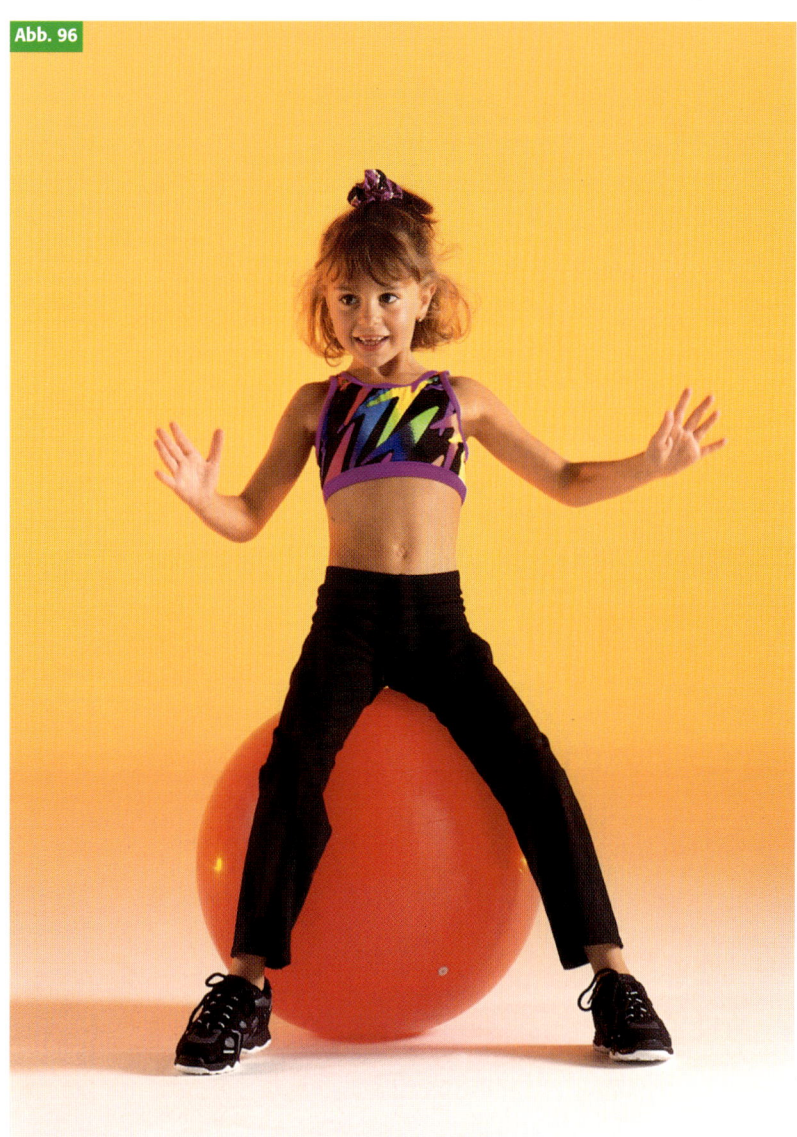

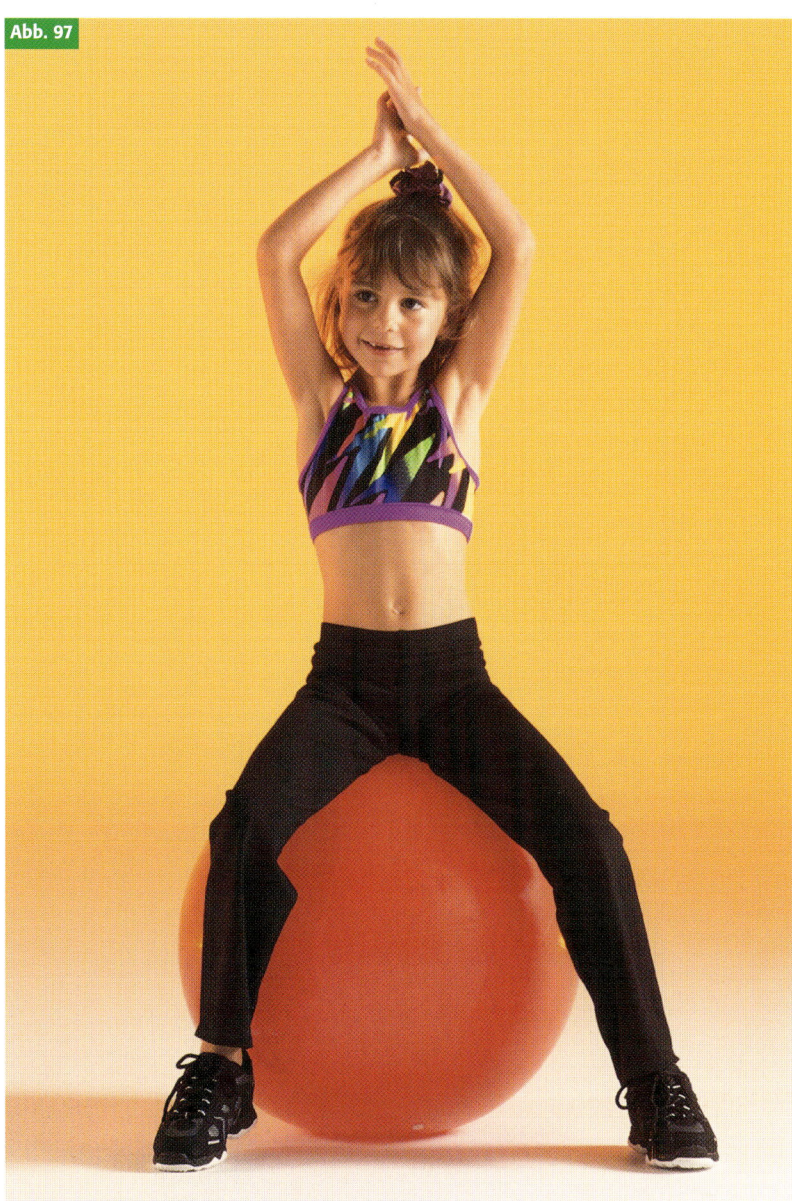

Abb. 97

leicht zu wippen, sodass der Ball ins Federn gerät. Jetzt kommen die Arme hinzu, und die Hände schlagen über dem Kopf zusammen, wie beim Hampelmann im Stand. Gut geeignet zum Üben mit Musik (Abb. 96, 97).

Schattenboxen

Die Kinder sitzen auf den Bällen und bringen sie, wie beim Hampelmann, zum Federn. Die Hände sind zur Faust geballt und werden kräftig in alle Richtungen gestoßen.

Partnerübungen

Partnerübungen können zu zweit oder auch innerhalb einer Gymnastikgruppe durchgeführt werden. Alle Übungen für Erwachsene (siehe S. 19–31, 33–63 und 64–72) sind für die Gruppe genauso geeignet wie für Einzelpersonen. Man kann selbstverständlich auch mit weniger Physiobällen auskommen, falls Bälle nicht ausreichend zur Verfügung stehen. Dehnübungen, Laufen oder Entspannungssequenzen lassen sich im Wechsel in alle Übungsfolgen einbauen. Häufig bietet sich für besonders schwierige Übungen die Hilfestellung eines Partners an.

Die folgenden Übungsvorschläge können natürlich jederzeit mit eigenen Ideen erweitert werden.

Übungen für zwei Personen

Gemeinsam drehen und schieben

Beide Partner knien sich gegenüber und fassen den Physioball mit beiden Händen und gestreckten Armen. Eine leichte Beugung in den Ellenbogengelenken sollten Sie beachten (Abb. 98). Die Partner bewegen sich jeweils gleichzeitig in die Seitneige (Abb. 99), in Vor- und Rückneige (Abb. 100) oder auch in eine leichte Drehbewegung.

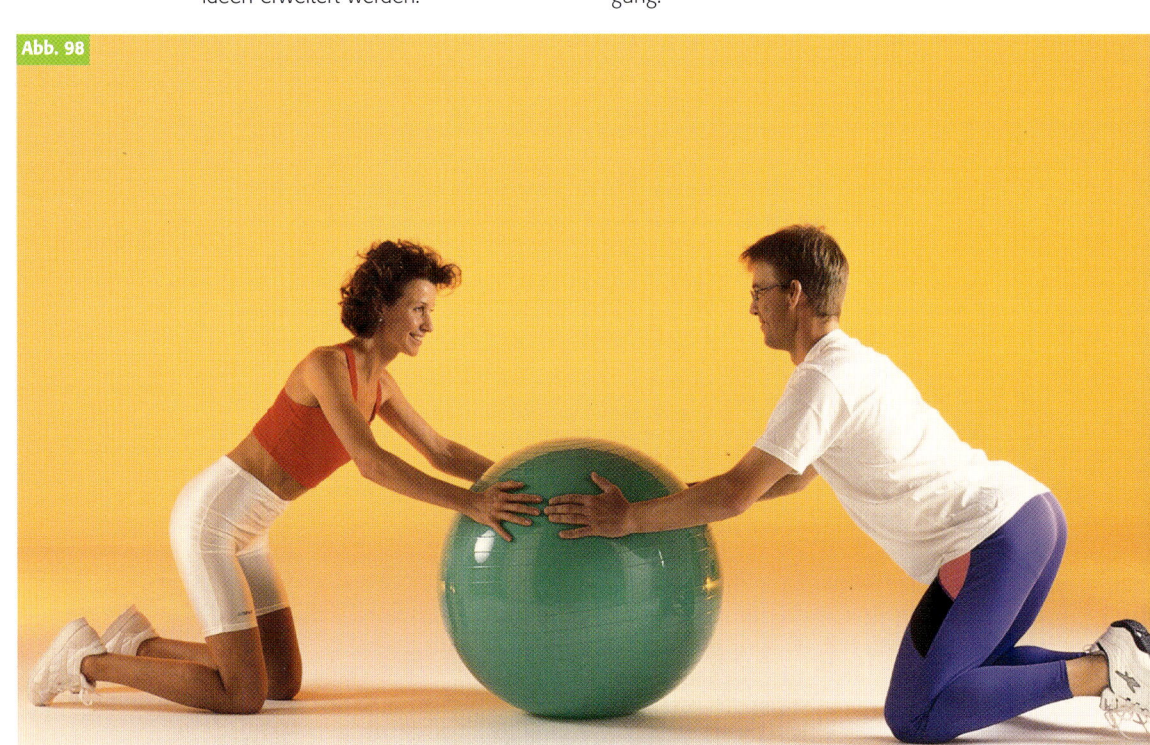

Abb. 98

Eine vorsichtige Mobilisation der Wirbelsäule in alle Richtungen wird dadurch
erreicht. Gleichzeitig wird die Übung zu
einer Kräftigungsübung, wenn die
Partner sich entgegengesetzt drehen
oder wegschieben.

Abb. 99

Abb. 100

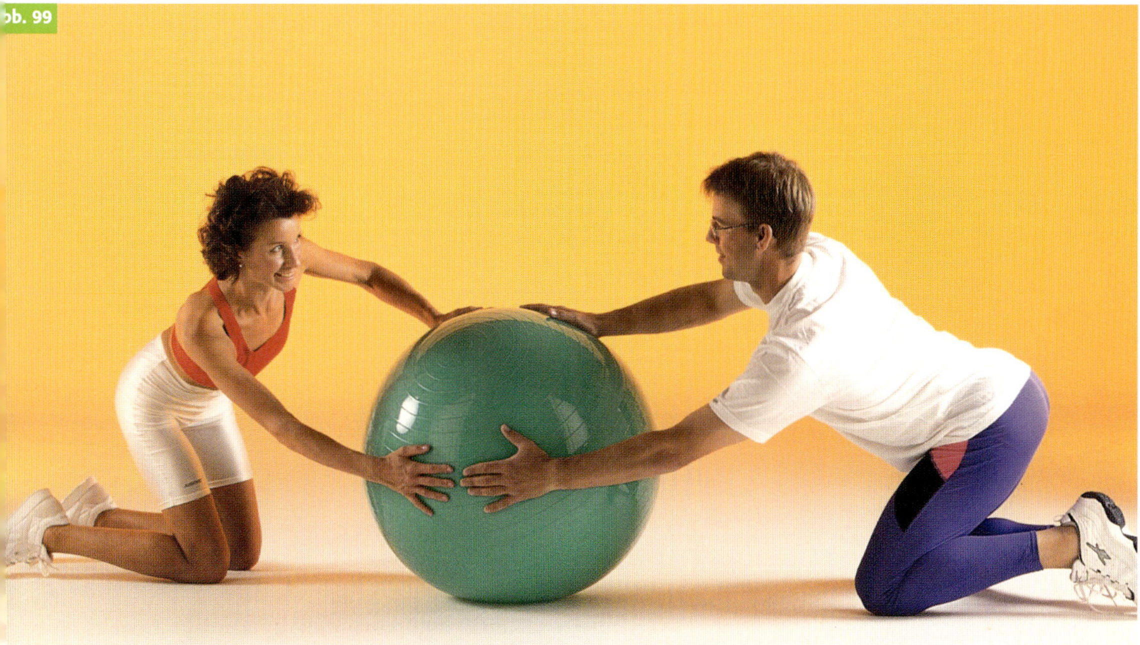

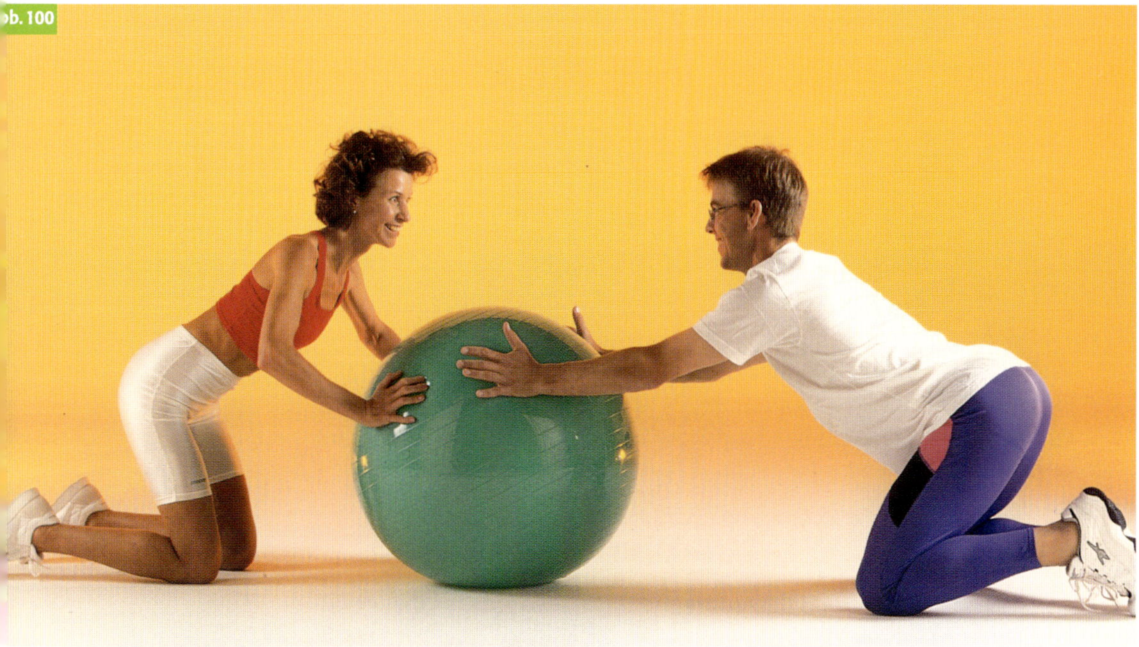

Schubkarre

Ein Partner liegt bäuchlings über dem Ball, die Hände erreichen den Boden. Der Partner fasst die Fußgelenke und hebt die Beine des Liegenden vorsichtig an. Haben Sie eine sichere Ausgangsstellung erreicht, bewegen Sie, wie bei der Schubkarre, die Hände vorwärts (Abb. 101). Soll statt des Schultergürtels der Rückenstrecker intensiver gekräftigt werden, üben Sie ohne Bodenkontakt der Hände (Abb. 102).

Pflug

Bei gleicher Ausgangslage kann der Partner die leicht gespreizten Beine wechselseitig vorsichtig ziehen. Die Person auf dem Ball muss das Gleichgewicht halten.

Shake hands

Beide Partner sitzen sich auf je einem Physioball gegenüber. Sie reichen sich wechselseitig diagonal die rechte oder linke Hand und heben das jeweils diagonal stehende Bein im Wechsel leicht abgespreizt vom Boden. Anstatt sich an den Händen zu fassen, können Sie einen Holzstab in die Hände nehmen (Abb. 103), wobei die Partner sich gegenseitig halten oder auch wegschieben. Dadurch wird die Anforderung an die Balancefähigkeit erhöht.

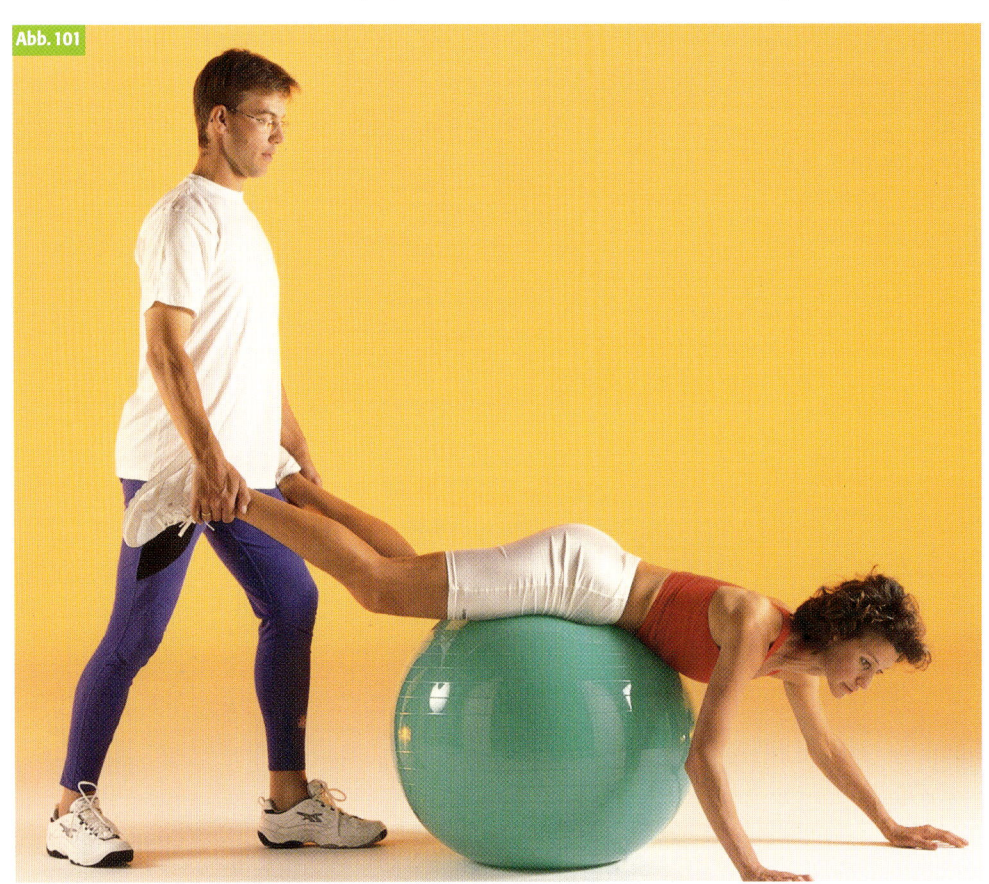

Abb. 101

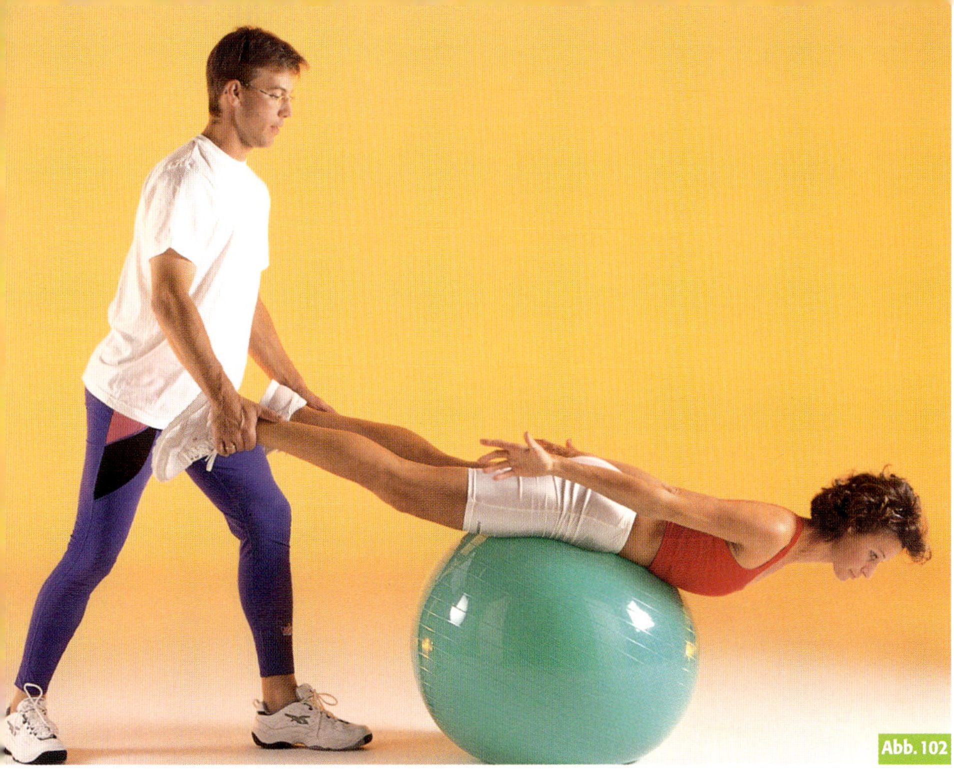

Abb. 102

Abb. 103

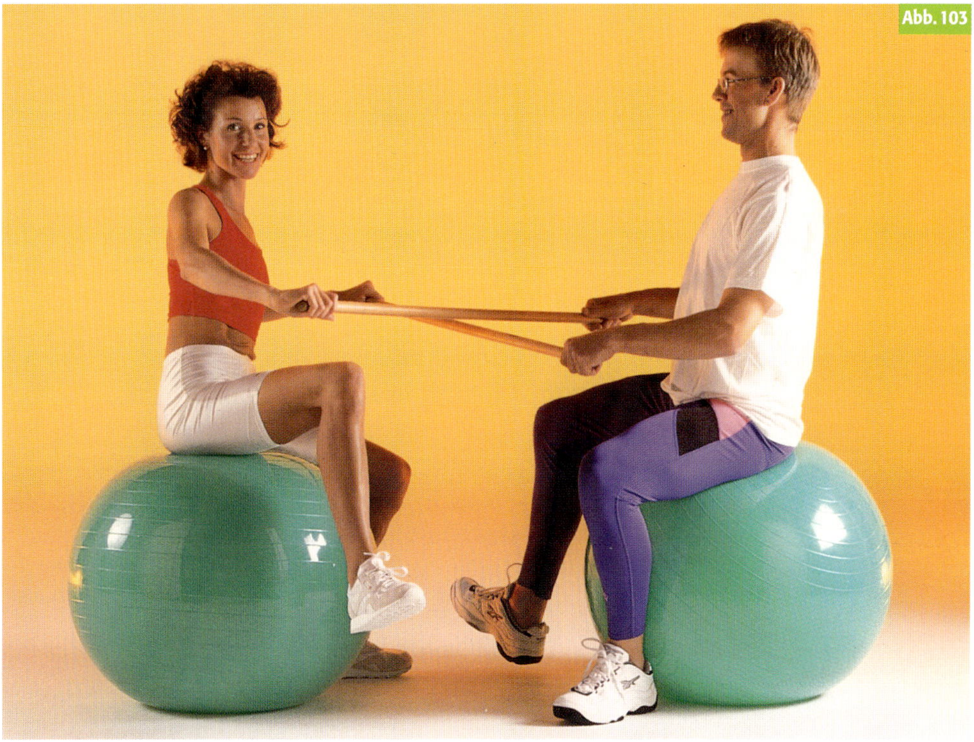

Balltwist

Ebenfalls für die Geschicklichkeit förderlich ist die nächste Übung. Die Partner stehen mit entgegengesetzter Blickrichtung und halten den Ball mit dem Oberkörper (Abb. 104). Die Arme befinden sich in Seit- oder Hochhalte. Beide Partner drehen sich in die gleiche Richtung, ohne den Kontakt zum Ball zu verlieren (Abb. 105, 106). Der Ball darf nicht herunterfallen.

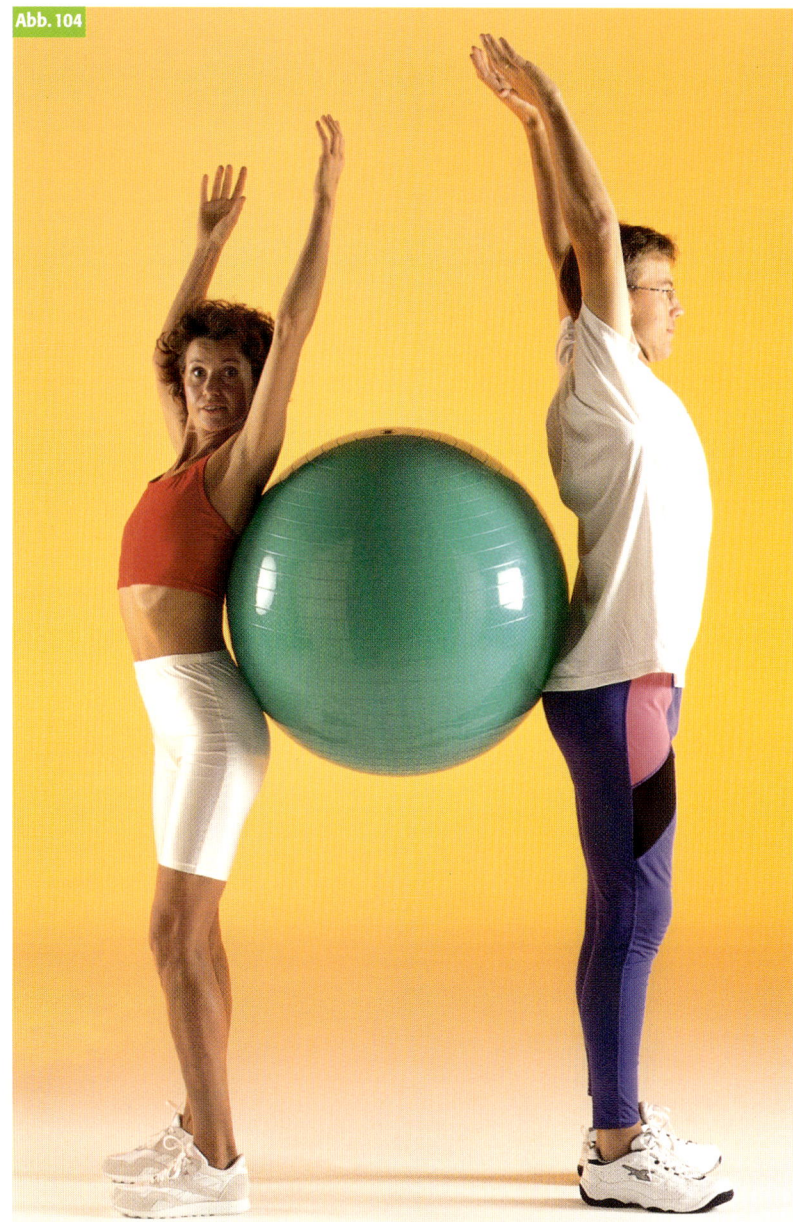

Abb. 104

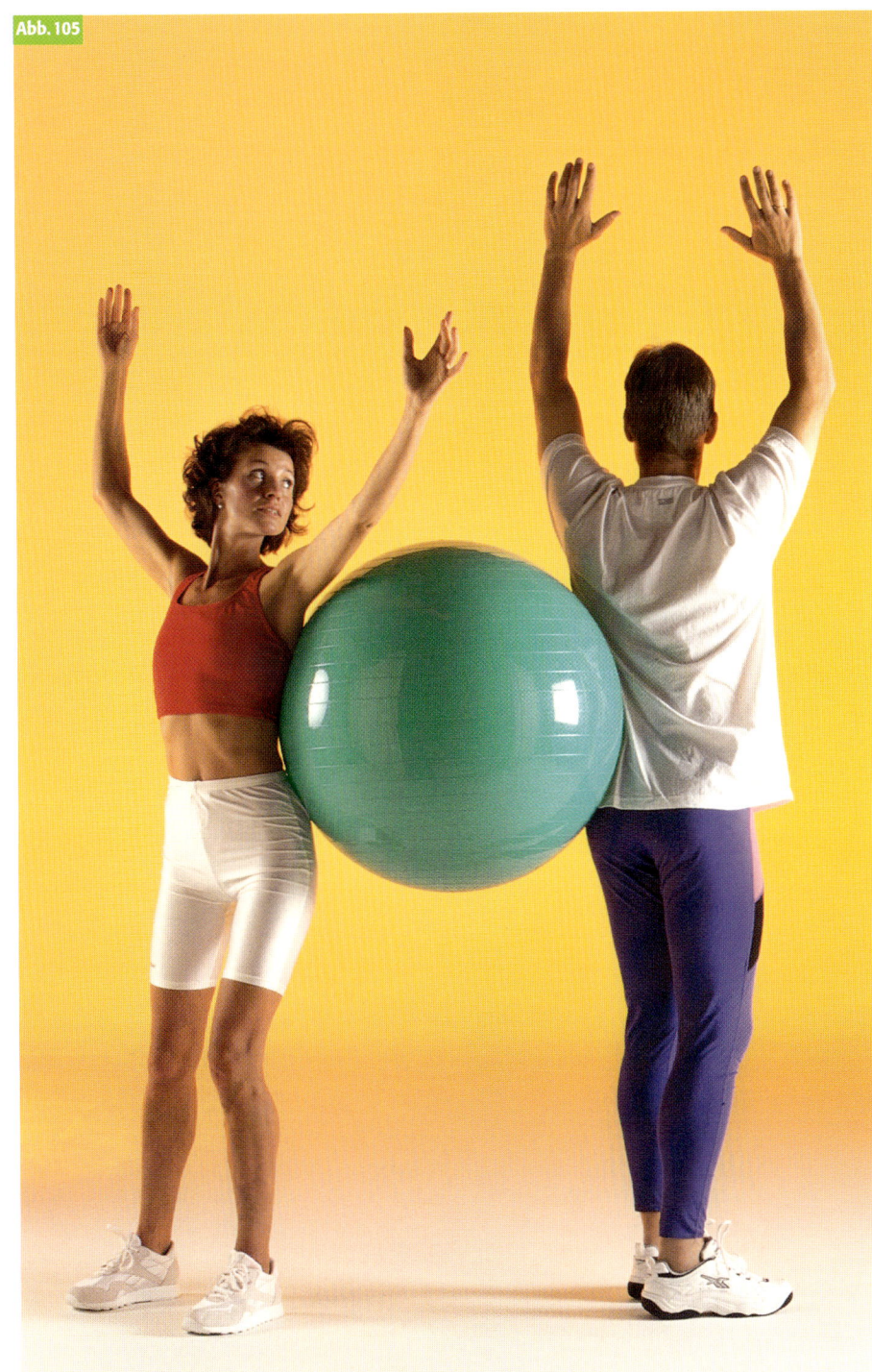

Abb. 105

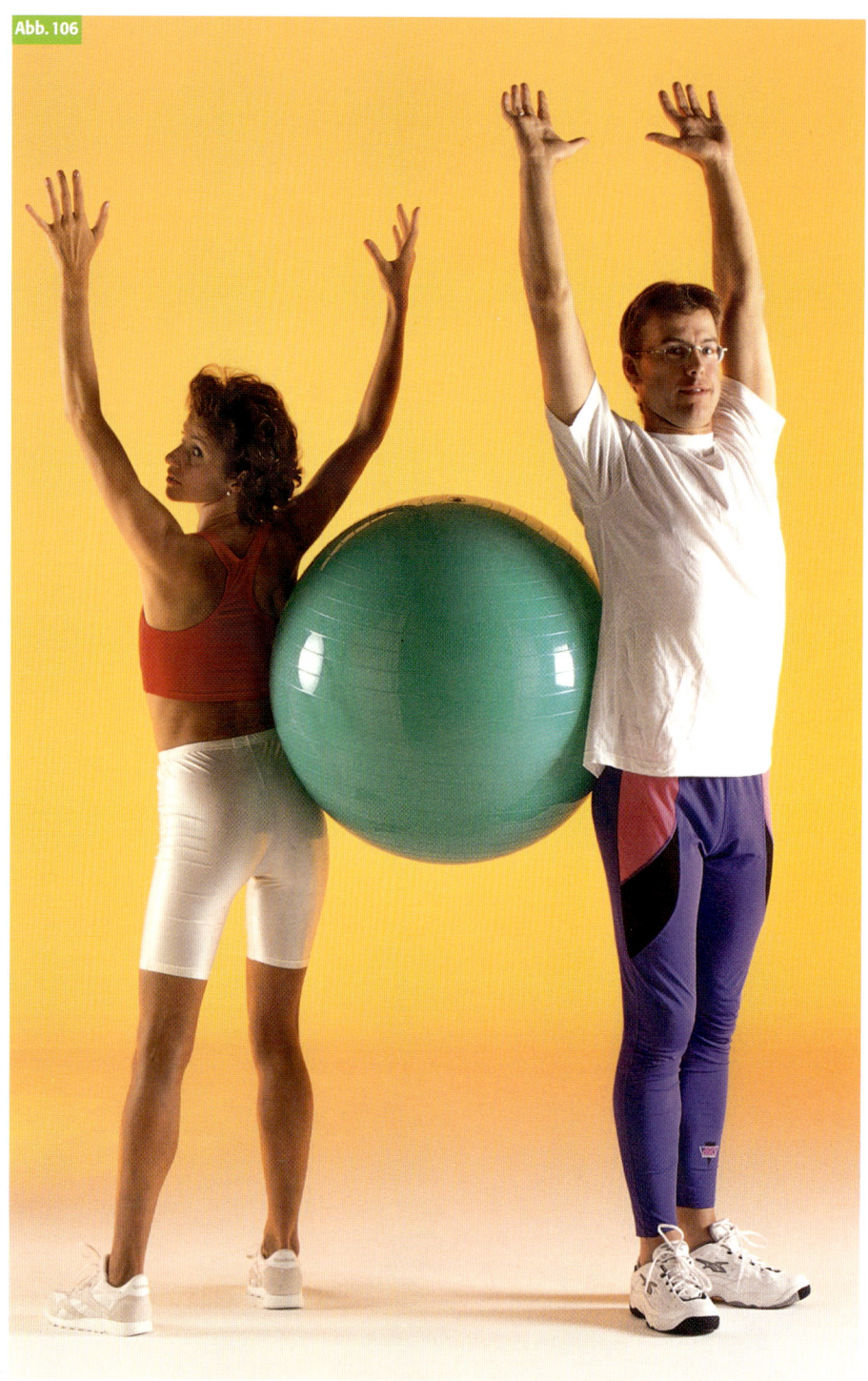

Abb. 106

Mit Köpfchen

Beide Partner befinden sich im Knie-
stand; dazwischen liegt der Physioball
vor ihnen. Die Arme befinden sich im
Liegestütz. Der eine Partner stößt den
Ball mit dem Kopf zum anderen Partner, wobei er aus der Hüftbeugung
in die -streckung kommt.
Das Ziel ist eine Kräftigung der Hals-
muskulatur und die Stabilisierung der
Rückenmuskulatur.

Mit Kraft

Beide Partner liegen auf dem Bauch
am Boden und fassen den Ball mit
beiden Händen. Jeder hebt den Rumpf
ein kleines Stück an, wobei der Ball
über dem Boden schwebt (siehe
Abb. 54 auf S. 47). Vorsicht, mit dem
Oberkörper nicht zu hoch kommen –
Hohlkreuzgefahr!
Variation:
Bei gleicher Ausgangslage kann man
durch Rumpfhebung und leichtes Drehen nach rechts und links im Wechsel
eine Übung für die schräge Bauchmuskulatur machen (besser mit klei-
nerem Ball).

Übungen für zwei und mehr Personen

Ein Ball und viele Hände

Die Gruppenmitglieder stehen hintereinander und übergeben sich den
Physioball über den Kopf. Dabei kommt
es zu einer guten Dehnung der Bauch-,
Hüft- und Brustmuskulatur.
Bei der letzten Person angekommen,
wird der Ball seitlich wieder nach vorne
gerollt oder die letzte Person läuft mit
dem Ball nach vorne.

Bei der Übung zu zweit stehen die
Partner mit dem Rücken zueinander
(Abb. 107). Wichtig ist, den Kopf stabili-
siert zwischen den Armen zu halten
und diese Ebene nicht zu verlassen.
Ähnlich ist die Übung, wenn die Partner

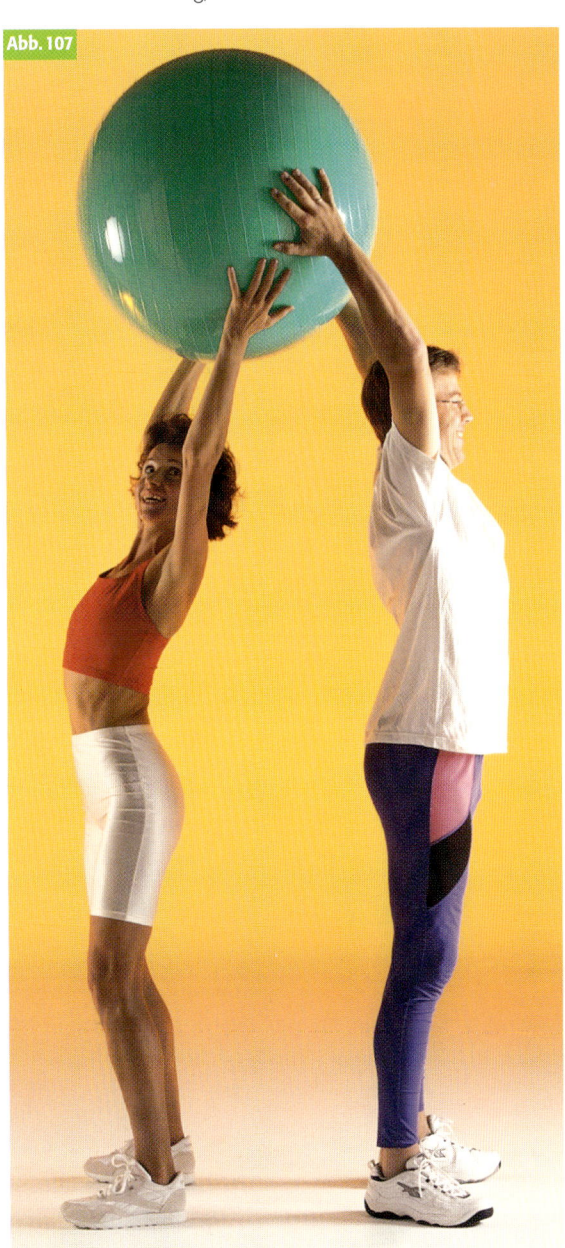

Abb. 107

nebeneinander stehen und den Ball seitlich übergeben (Abb. 108). Hier ist besonders die Dehnung der seitlichen Rumpfmuskulatur gefordert. Beachten Sie die aufrechte Körperhaltung; vermeiden Sie ein Abweichen nach vorn oder hinten.

Variation:
Zur Dehnung der schrägen Bauch- und der Schultermuskulatur ist die Übung geeignet, wenn Sie den Ball mit nach vorn gestreckten Armen übergeben und annehmen.

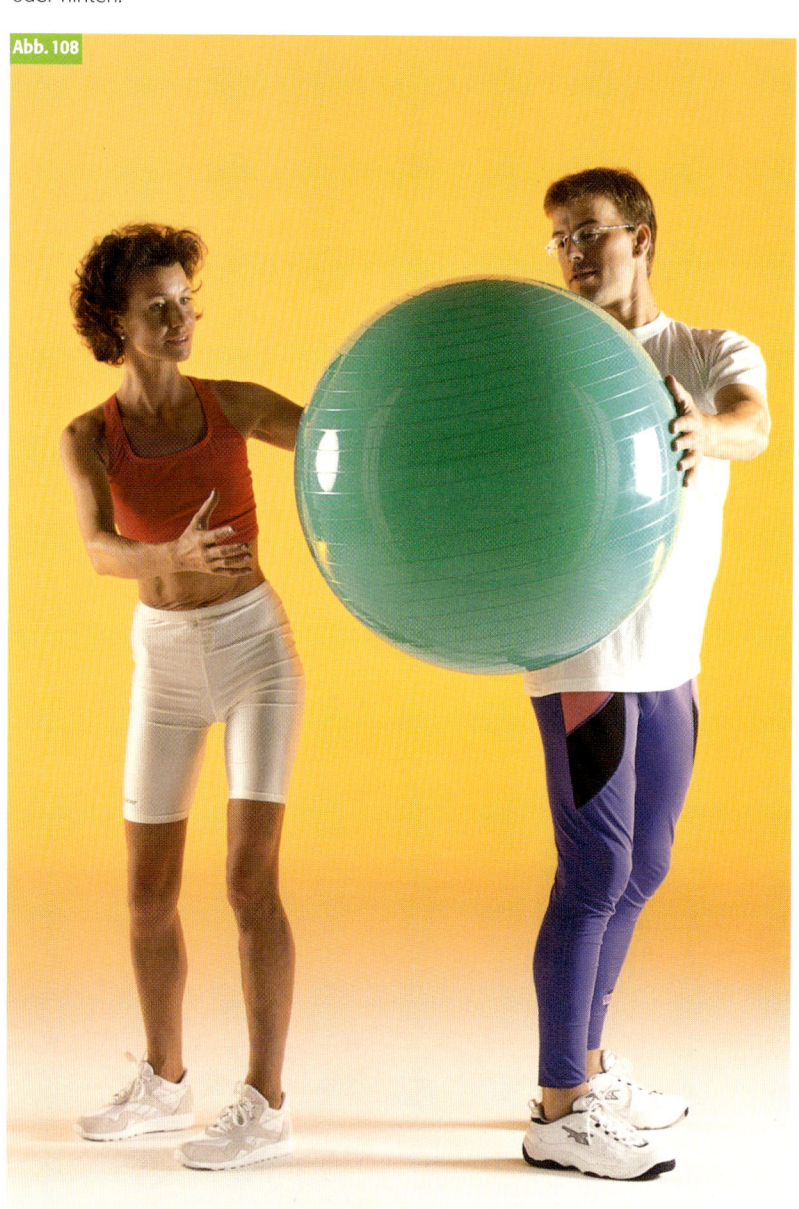

Abb. 108

Gemeinsames Bücken

Beide Partner stehen mit dem Rücken
zueinander und klemmen einen Ball
zwischen sich. Jetzt gehen beide gleichzeitig in die Kniebeuge und kommen
langsam wieder hoch (Abb. 109).
Diese Übung eignet sich sehr gut als
Training für das rückengerechte Bücken
und ist ein gutes Krafttraining für die
Beinmuskulatur. Unbedingt die Beinachse beachten und das Becken nach
vorn gekippt lassen!

b. 109

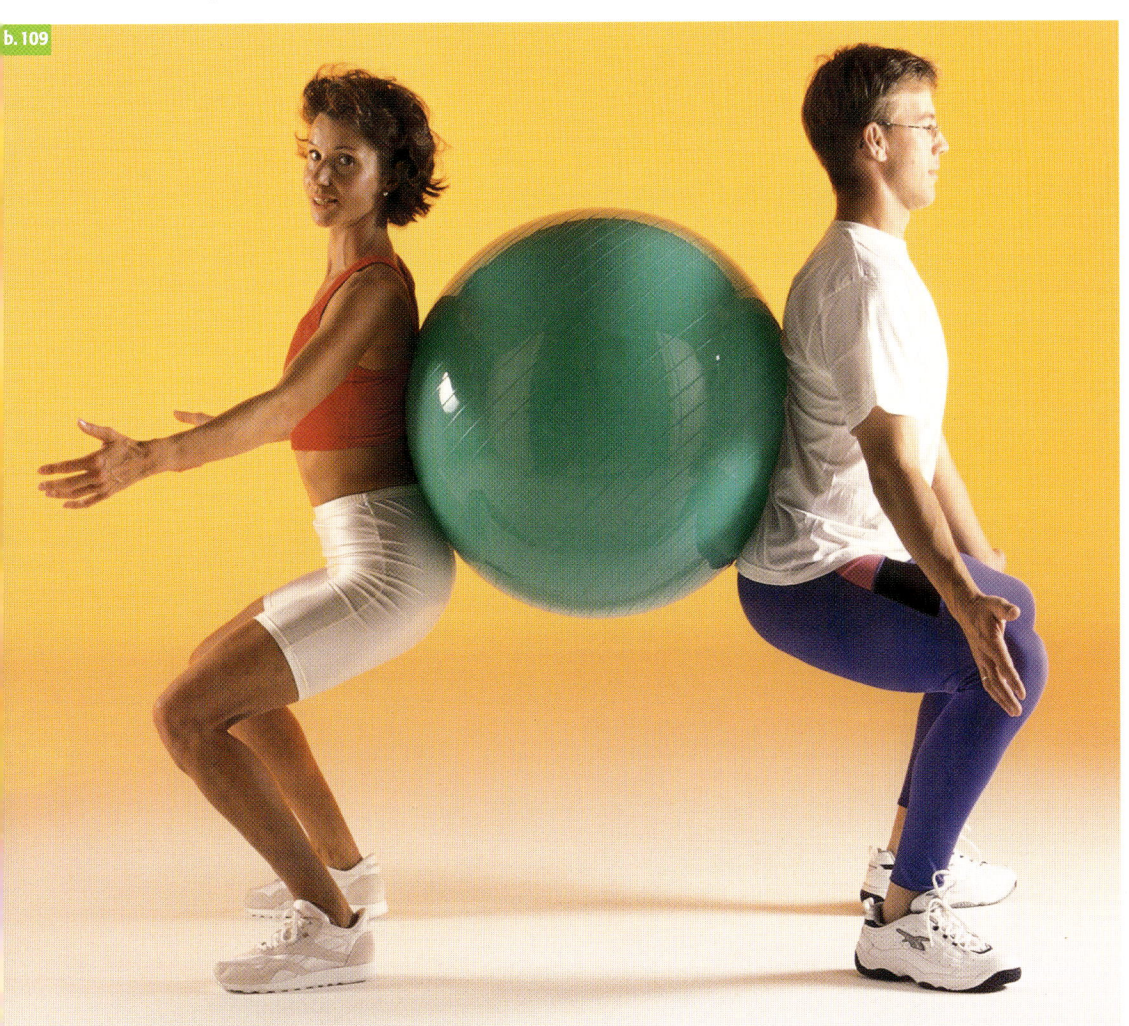

Tipps für den Arbeitsplatz

Bei der Gestaltung eines ergonomischen Arbeitsplatzes muss es nicht immer der teure, durchgestylte Bürostuhl sein – der Physioball stellt durchaus eine sinnvolle und wesentlich günstigere Alternative dar (Abb. 110). Zwei Aspekte sollten jedoch beachtet werden.

Zum einen ist die arbeitsrechtliche Situation abzuklären. Ein Bürostuhl unterliegt hinsichtlich der Arbeitssicherheit bestimmten Kriterien. Der Physioball darf demnach kein Unfallrisiko darstellen. Die größte Gefahr liegt darin, dass der Ball wegrollt, wenn man aufsteht. Abhilfe dagegen schaffen Ballschalen als »Wegrollsperre« (Abb. 111) oder Sitzkonstruktionen, in die man den Physioball legen kann(Abb. 112). Da es sich lediglich um Hilfsmittel handelt,

wird vorher aus versicherungstechnischen Gründen eine Abklärung notwendig sein.

Zum anderen verliert der Ball aber in solch einer Schale oder Sitzkonstruktion seine wesentliche Eigenschaft. Er rollt nicht, sodass keine Gleichgewichtsreaktionen mehr hervorgerufen werden. Es ist jedoch kaum möglich, während eines ganzen Arbeitstages die Konzentration und die Kraft in der Haltemuskulatur aufrechtzuerhalten, um adäquat mit den Gleichgewichtsreaktionen zu antworten, die ein rollender Ball verlangt. Nach einiger Zeit tritt unweigerlich eine Ermüdung ein, die Haltemuskulatur verliert an Spannung, und der Rücken beugt sich. Zu diesem Zeitpunkt wäre es sinnvoll, sich anzulehnen – z. B. in einer Ball-Sitzkonstruktion – oder den Ball mittels Schale zu fixieren.

Weiterhin ist auch der bequeme Bürostuhl geeignet, um sich muskulär zu entspannen. Besteht die Möglichkeit, so stehen Sie vor allem auf und sorgen Sie für Bewegung.

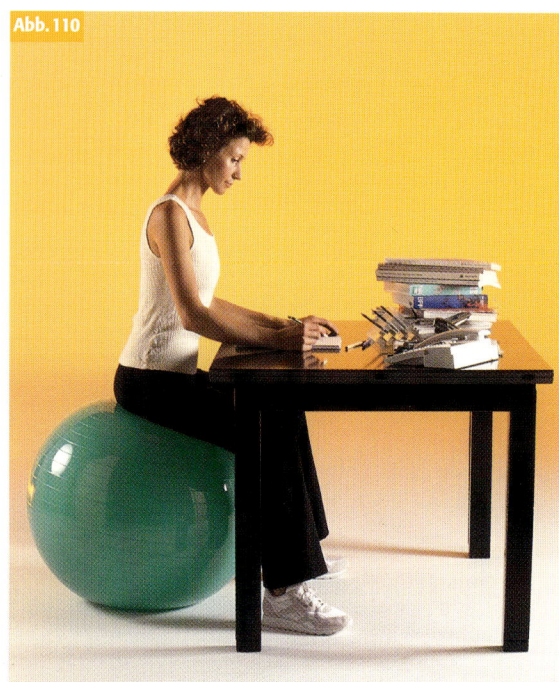
Abb. 110

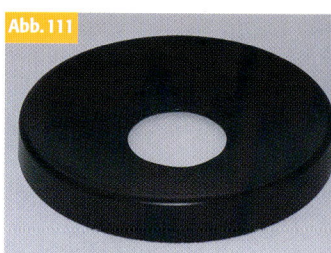
Abb. 111

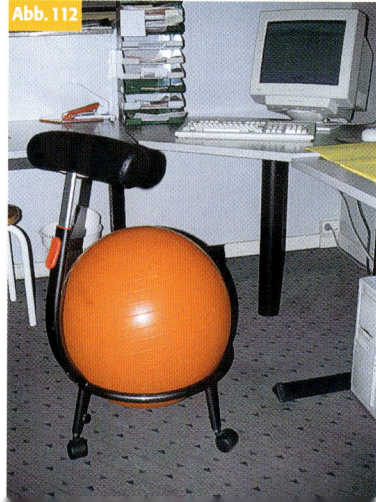
Abb. 112

Empfehlungen fürs Büro

- Vermeiden Sie grundsätzlich langes Sitzen, auch auf dem Physioball.
- Nutzen Sie jede Gelegenheit, um aufzustehen und ein paar Schritte zu gehen.
- Sie sollten Ihren Bürostuhl weiterhin nutzen, wenn er die einzige Möglichkeit darstellt, sich anzulehnen. Für die Muskelentspannung ist das sehr wichtig.
- Sehen Sie den Physioball als alternative Sitzmöglichkeit an, wobei es wünschenswert wäre, ihn auch frei rollend verwenden zu können.
- Sollten Sie nur auf einem fixierten Ball (also mit Schale o. Ä) sitzen dürfen, so besteht kein großer Unterschied zu einem gut ausgestatteten Bürostuhl, abgesehen von zwei Vorteilen: Einerseits ist das Sitzen auf dem Ball aufgrund seiner Anpassungsfähigkeit sehr angenehm, andererseits können auf dem Ball kleine Hüpfbewegungen durchgeführt werden, die die Muskulatur aktivieren und den Kreislauf anregen.
- Sollte nur der klassische Bürostuhl erlaubt sein, so haben Sie mehrere Möglichkeiten: Sie verwenden ein Ballkissen (Abb. 113) und führen in den Pausen Übungen mit dem Ball durch. Oder Sie sitzen ohne zusätzliche Hilfsmittel, wobei ergonomische Bürostühle meist so konstruiert sind, dass man auch angelehnt aufrecht sitzen kann.

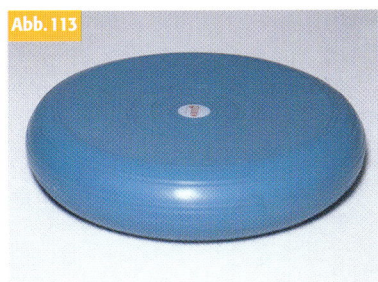

Abb. 113

Entscheidend ist nicht, worauf Sie sitzen, sondern dass Sie das Bewusstsein für den aufrechten Sitz bzw. für die rückengerechte Haltung erlangen. Der Physioball ist nur eine sehr gute Hilfe, aufrecht halten müssen Sie sich selbst! Das kann kein ergonomischer Bürostuhl und kein Ball Ihnen abnehmen.

Übungen am Arbeitsplatz

Nun stellt sich die Frage, welche Übungen für Ihr Büro geeignet sind. Sie können selbstverständlich alle in diesem Buch beschriebenen Übungen durchführen. Sinnvoll sind in erster Linie Dehnungen und mobilisierende Übungen, die den Stoffwechsel anregen und die Muskulatur elastisch halten. Ein oder zwei Kräftigungsübungen sind ebenso zu empfehlen, um die Spannung in Körper und Geist zu erhalten. Der Schwerpunkt sollte jedoch am Arbeitsplatz nicht das Krafttraining sein, denn das Sitzen auf dem frei rollenden Physioball ist eigentlich selbst schon eine Kräftigungsübung.
Vielleicht besteht auch die Möglichkeit, mit Kolleginnen oder Kollegen zu üben.

Wie lange sollte ein Übungsprogramm dauern?

Grundsätzlich sind bereits der Sitz auf dem Ball und leichte Mobilisationsübungen, die man am Schreibtisch durchführen kann, hervorragende Möglichkeiten, muskuläre Probleme zu vermeiden. Haben Sie dazu keine Möglichkeit oder möchten Sie mehr tun, üben Sie im Laufe des Tages ein- bis zweimal fünf bis zehn Minuten.

Die sanften Fitness-Programme.

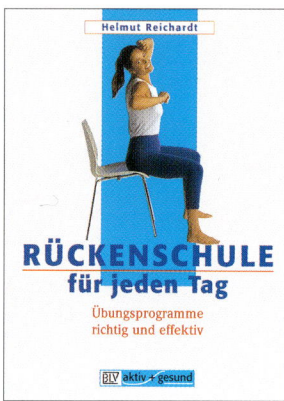

Helmut Reichardt
Rückenschule
für jeden Tag
In Beruf und Alltag den Rücken
schonen und Verspannungen
vorbeugen: Übungsprogramme
zur Dehnung, Kräftigung und
Entspannung der Rückenmuskulatur – überall mit einfachen
Hilfsmitteln durchführbar.

Heike Höfler
Beckenbodengymnastik
für Sie und Ihn
Für Frauen und Männer aller
Altersgruppen: Übungspro-
gramme zur Kräftigung der
Beckenbodenmuskulatur bei
Rückenbeschwerden, bei
Haltungsproblemen, zur Stei-
gerung der sexuellen Empfin-
dungsfähigkeit, nach Opera-
tionen und vieles mehr.

Ludwig V. Geiger
Gesundheitstraining
Bewegung als Ergebnis
menschlicher Evolution, sozio-
kulturelle Aspekte von Bewegung, Grundwissen über die
Physiologie der Bewegung und
des Trainings, Anleitungen zum
Gesundheitstraining mit einfachen, aber wirksamen Bewe-
gungsprogrammen.

Heike Höfler
Die Nackenschule
Durch gezielte Entspannung Nak-
kenbeschwerden vorbeugen: ein-
fache Übungsprogramme zur Kräftigung von Kopf-, Hals- und Schultermuskulatur und zur Linderung
bereits bestehender Beschwerden.

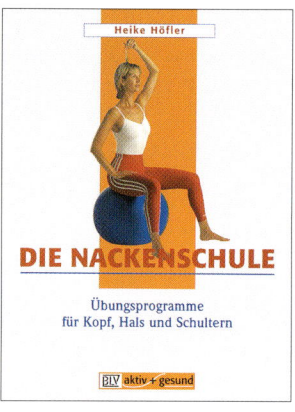

Helmut Reichardt
Schongymnastik
bei Rückenbeschwerden
Gezielte Dehn- und Kräftigungsübungen, die Wirbelsäulen-
beschwerden und muskuläre
Ungleichgewichte kurieren; leicht
nachvollziehbare Trainingsprogramme, die ohne Hilfsmittel allein
durchgeführt werden können.

Dirk Engel-Korus
Die neue Knieschule
Anatomie des Kniegelenks, Tipps
für präventives Verhalten im Alltag,
wirkungsvolle Trainingsprogramme für verschiedene Zielgruppen.

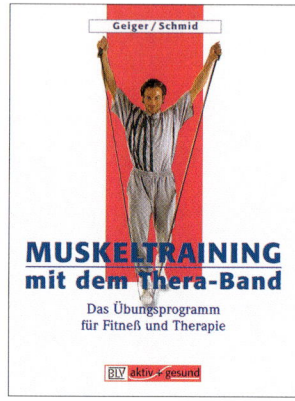

Urs Geiger / Caius Schmid
Muskeltraining
mit dem Thera-Band
Benutzung, Eigenschaften, thera-
peutischer und leistungsorientier-
ter Anwendungsbereich, Übungs-
intensität, Trainingsprogramme
für die Muskulatur der Arme, des
Rumpfes und der Beine.

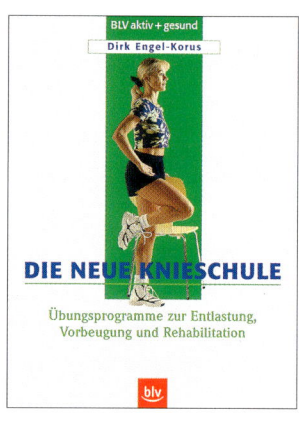